最新版

薬に頼らず自分で治す！めまい・ふらつき

新井基洋
横浜市立みなと赤十字病院
めまい平衡神経科部長

宝島社

はじめに

みなさん、こんにちは。私は横浜市立みなと赤十字病院めまい平衡神経科の新《あら》井《い》基洋《もとひろ》と申します。当院に勤めて25年以上。めまいの治療を専門とし、いままでに外来では延べ25万人、入院では約1万人以上のめまいの患者さんにお会いしてきました。

当院では、１９９６年から、前庭リハビリおよび平衡訓練をめまいやふらつきの治療の柱としています。前庭リハビリや平衡訓練というのは、２０２０年の日本めまい平衡医学会で規定された、めまいに対するリハビリの正式な用語です。本書ではこれをもっとわかりやすく「めまいリハビリ体操」として紹介しています。

ご存じの方も多いかと思いますが、いまの日本では、めまいの治療は薬物を第一選択としています。しかしながら、現実は薬だけでは治りきらないめまいがほとんど。めまい治療の先進国であるアメリカでは、リハビリこそが、なかなか治らない慢性的なめまいの標準治療になっています。なぜなら、薬でめまいの原因となる身体機能を根本的に改善するのは難し

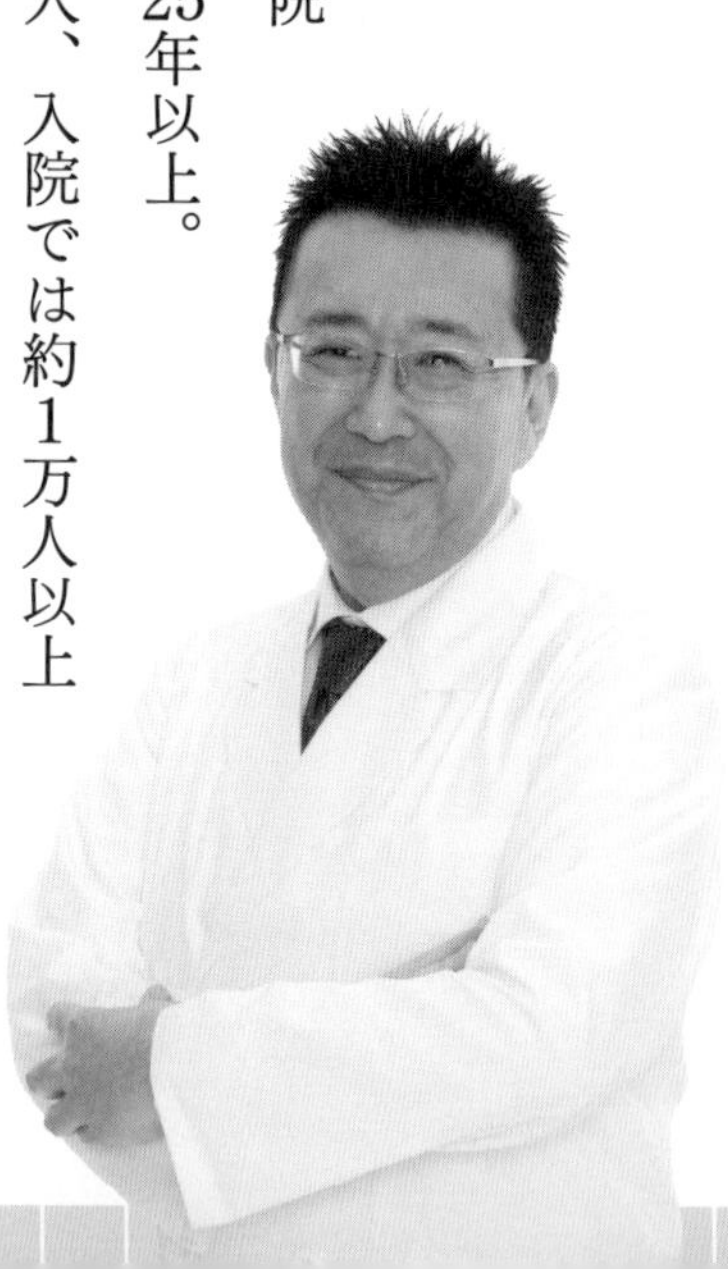

※新型コロナウイルス感染拡大防止のため、
現在は入院治療を行なっておりません。

いからです。だからこそ、私は30年間にわたって、リハビリの重要性を訴えてきたのです。最近になってようやく、医師や理学療法士を中心に、めまいに対するリハビリの効果が認知されはじめました。

本書ではあなたのめまい・ふらつきの症状はどこを治せばよくなるのか、日常的な不自由はどうしたら解決するのかに焦点をあて、具体的かつ実践的な治療法をお話ししています。

「ひとりでいろいろとやるのは心細い……」と感じる人もいるでしょう。安心してください。本書の内容は、自宅でひとりでも実践できるように、実際に私が行なう診断から治療までの過程に近いものを用意しています。

まずは、みなさんの症状について簡単な診断をします。その後、めまいやふらつきの症状や原因についての学習、リハビリの紹介、症状にあわせたリハビリの実践を行ないます。

めまいリハビリ体操は、めまいを改善するための身体機能を高める体操です。私が指導するリハビリは、高齢の方も気軽にとり組めるよう、その内容や回数にも配慮してあります。

心を元気にする方法もお話ししています。

なかなか治らないめまいは不安やうつ状態を引き起こしがちです。ですが、めまい・ふらつきとのつきあいかた、考えかたを見直すだけで、心を前向きにすることができるのです。

さらに、めまい・ふらつきを起こさないためのポイントなどについても解説しています。

私は、めまいが専門の医師ではありますが、じつは、めまいの経験者でもあります。突然のめまいで、2日間まったく動けない経験をし、その後1週間は薬物を使っても吐き気がとれない苦痛を味わい、さらにその後1年は、左肩から左の背中にかけての筋肉痛が後遺症で残りました。左の三半規管が壊れましたが、いまはリハビリのおかげで元気です。

めまいの経験者だからこそ、患者さんの気持ちを深く理解し共感することができます。本書には、私を含め、めまい・ふらつきの先輩患者さんからの、実際に体験したからこそ話せる励ましの言葉も記してあります。毎日のつらい症状で落ち込んでいるあなたが前向きになるために、きっと手を貸してくれるはずです。

「病院が遠くてなかなか行けない」「リハビリで本当によくなるのかしら」という人は、本書を通して自身のめまいやふらつきについて理解するとともに、ぜひ実際にリハビリを体験してみてください。

本書がみなさんのめまい克服バイブルとなれば幸いです。

新井　基洋

最新版 めまいリハビリは こんな人におすすめ

本書では、めまいを改善するための体操や心のつくりかた、生活習慣をお話しします。

- これまでいくつもの病院にかかってきた
- どのリハビリをすればよいかわからない
- 長期間治療を続けてもよくならない
- めまい・ふらつきで毎日が不安

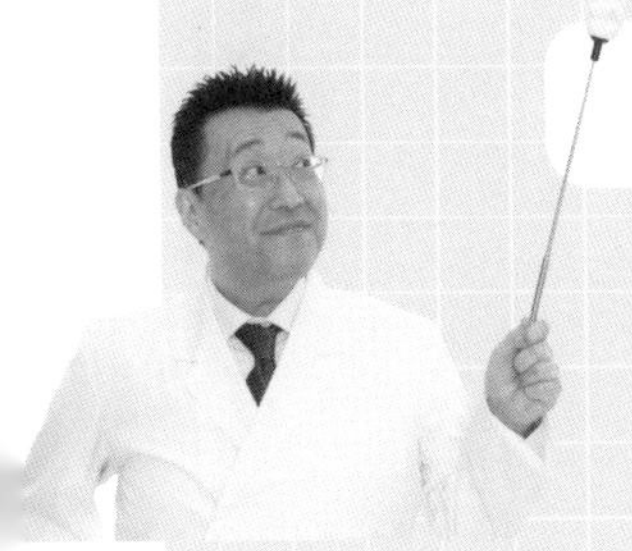

めまい リハビリ体操

あなたの症状にあわせて、基本の7つ+症状別レッスン3つのリハビリを教えます。

▼

1・2 章

心のケア

落ち込みがちな心を元気にするためのコツを教えます。

▼

2章・体験談

生活習慣

めまい・ふらつきを起こさないための毎日の過ごしかたについてアドバイスします。

▼

3・4章

最新版

薬に頼らず自分で治す！ めまい・ふらつき

もくじ

第2章

最新版 めまいリハビリ体操で めまい・ふらつきを改善しよう！

第3章 めまい・ふらつきと上手につきあう

第4章 自宅でリハビリを続けるコツ

つらいめまいが改善した！ 体験談

第1章

めまいの診察室

――めまい・ふらつきを知ろう

めまい・ふらつきを改善するには、まず自分の症状やめまい・ふらつきのしくみについて正しく知ることが大切です。しっかり理解していきましょう。

そもそも「めまい」ってどんなもの？

「めまい」は多くの人が感じている不調の1つです。また、めまいやふらつきとよく似た症状が出る「立ちくらみ」を抱える人も多くいます。
めまいの発作に襲われると、歩けなくなったり、立ち上がれなくなったり、さらには嘔吐することもあり、その状態が何日も続く場合もあります。なかには意識が遠のくような症状が現れ、救急車で運ばれる人もいます。

このようなことが常態化すると、ひとりで外出ができない、家のなかですらひとりでは歩けないということになり、普通の生活がままならなくなってしまいます。たとえ症状が出ていなくても、「もし症状が出たらどうしよう」という恐怖心から、そのような状態に陥ってしまう人も少なくありません。

しかし、めまいのつらさを知らない人は、「めまいぐらいで仕事を休むなんて」「病気じゃないのだから」「歳のせいでしょう」などと心無い言葉を口にしがちです。

そのように周囲からの理解が乏しいうえに、なかなか治らないことが、めまいやふらつきの患者さんを一層苦しめます。医師のもとを訪れても、ただ安静にしているようにいわれるだけだったり、薬物治療に頼るのみで、長い期間治療を続けても改善しない場合も多くあります。

さらに、一言でめまいやふらつきと表現していますが、実際にはさまざまな症状があります。人によって感じる症状は違っていて、そういった自覚症状を適切な言葉で説明するのはなかなか難しくもあります。

また、めまいの患者さんは男性に対して女性が3倍多いといわれています。女性は男性よりも感情が豊かといわれていますが、その感受性が災いし、体の不調そのものがストレスとなりさらに症状が悪化し、結果的に不安やうつなどを発症しやすいのです。

このように、めまいは症状のつらさだけでなく、精神的にも大きなダメージを与えるやっかいな不調なのです。

めまいの9割は自分で治せる！

では、めまいはただじっと治るのを待つしか方法はないのでしょうか。そんなことはありません。

これまで**当院では、25年以上にわたって、延べ25万人以上のめまいやふらつきの患者さんを治療してきました。**下は3歳から上は１００歳近い方が訪れ、改善しています。私は、このような患者さんたちに自分自身でめまいやふらつきを治す方法を指導しています。

それが第2章で紹介する「めまいリハビリ体操」です。めまいの9割は耳に原因があり、このめまいリハビリ体操が大いに効果を発揮するのです。

一方でふらつきの原因は、耳が6割、加齢や筋力低下が2〜3割となっています。年齢を重ねて、あらゆる機能が衰えるにつれて生じる自然現象ともいえるでしょう。

ほかに原因がある場合や、積極的に体を動かせない場合などはリハビリでの改善は難しいのですが、それでも7割程度の人がリハビリによってふらつきの症状を改善できます。

めまいは耳の不調だけでなく、ストレスや過労、加齢などによっても起こります。つまり、めまいやふらつきは誰にでも起こりうる不調なのです。

私が行なうめまいリハビリ体操は、身体機能の改善・向上と、心を元気にすることを大きな2つの柱としています。日常的な習慣や、めまい・ふらつきとのつきあいかた、考えかたを見直すことで、心が前向きになり、リハビリの効果も一気に高まります。

めまいやふらつきは、不安やストレスを抱えながらただじっとして治るのを待っていても改善は難しいものです。自分の症状と向きあい、治すための積極的なとり組みが必要です。

めまいやふらつきで悩んでいる人は、ぜひこのめまいリハビリ体操を実践し、一緒に治していきましょう。

めまいは症状によってタイプが分かれる

めまいやふらつきには、さまざまな症状があります。

治療を受ける際には、問診において、できるだけ正確に自分の症状を言葉にして医師に伝えることが大事です。

まずは、自分のめまいの症状がどういうものかを把握しましょう。そうすることで、医師に適切な言葉で症状を伝えることができるようになります。

自分の症状について正しく理解することは、第2章で紹介するリハビリを行なう際に役立ちますし、症状の改善にも役立ちます。

めまい・ふらつきは症状によって3つのタイプに分かれます。これは、2009年に、世界的なめまいについての学会であるバラニー学会で、正式に決まったものです。

- **回転性めまい……視界がぐるぐる回る、眼前の景色が左右に流れて見える**
- **浮動性めまい……歩いているとふわふわする、足が地についていない感じがする**
- **不安定めまい……体がふらつき、足元が定まらない**

さらに、めまいと似て比なるものとして**「立ちくらみ」**があります。症状はめまいやふらつきと似ているのですが、立ちくらみの原因はおもに血流障害です。

また、近年、要介護となる前に**「フレイル」**という、筋力が衰える、食欲が落ちる、外出の頻度が減る、人とのコミュニケーションが減るといった、加齢による身体機能、精神状態、日常生活、社会性など、さまざまな能力が衰える状態になることがわかっています。じつは、フレイルを合併するめまいの患者さんも少なくありません。

そのような患者さんでも、1年以上めまいリハビリ体操を続けることで、めまいだけでなくフレイルも改善していきます。

どんな不調も、「歳だから仕方がない」とあきらめずに、毎日の生活をより快適なものにする努力を続けましょう。

回転性めまい

その名のとおり、**視界がぐるぐる回っている**ように感じるめまいです。

回転性めまいの発作は、数分でおさまる場合もあれば、1時間、数時間と続く場合があります。主な症状や原因は左ページを参照してください。

このめまいの特徴は、**吐き気や嘔吐を伴う**という点にあります。3つのタイプのなかでもっとも激しい症状に襲われるケースが多いようです。

左右のどちらの耳が悪いかによって回転する方向が違います。例外もありますが、右回りで左側に倒れそうな人は右耳が、左回りで右側に倒れそうになる人は左耳が原因と考えられます。

回転性めまいの発作が起きた場合は、**不調のある耳を上にして横になることで、症状が軽減しやすくなります。**

タイプ 1

景色が回るように見える

回転性めまい

症　状

- 自分自身が回っているように感じる
- 自分の周囲が回っているように感じる
- 周囲の景色が左右に流れていくように見える
- 周囲の景色が上下左右めちゃくちゃに動いているように見える

発作は数分でおさまる場合もあれば、数時間続く場合もあり、吐き気や嘔吐を伴います。

おもな原因

- 内耳にある三半規管の不調 (P28参照)
- 小脳などの脳の病気

POINT

不調がある耳は次のように考えられます。

- 症状が右回りで左側に倒れそうな人
  ⇨ 右耳の三半規管に不具合あり
- 症状が左回りで右側に倒れそうな人
  ⇨ 左耳の三半規管に不具合あり

※ただし、例外もあります。

浮動性めまい

このタイプは人によって感じかたが異なります。

回転性めまいと比べると、**きつい症状が出にくい一方で、症状が長期化しがち**という特徴があります。

また、足が地につかない、浮いているような状態が続くことによって、精神的な不安や不快感をつのらせてしまう人も多く見られます。

浮動性めまいは一昔前には「脳のめまい」と呼ばれていました。脳の疾患が原因とされていたのです。しかし、近年の研究により、浮動性めまいが脳の疾患と関係しているケースはさほど多くないことが明らかになっています。

とはいえ、可能性がゼロではないので、心配な人は頭部ＭＲＩ検査を受けてみるとよいでしょう。

タイプ 2

ふわふわ浮く

浮動性めまい

症　状

- ふわふわと浮いているような感覚
- ベッドのマットレスの上を歩いているような感じ
- 地に足がついていないような感じ
- 頭がふわーっとして自分の頭ではないような感じ

回転性めまいに比べると症状が出にくい一方で、症状が長期化しがち。不安やストレスをつのらせる人が多くいます。

おもな原因

- 内耳にある耳石器の不調 (P28参照)

POINT

浮動性めまい＝脳の疾患ではありませんが、可能性がゼロではないので、不安な人は頭部MRI検査を受けてみるとよいでしょう。

不安定めまい

不安定めまいは**頭や体が不安定で、足元が定まらずにふらついたり揺れたりする**めまいです。

このめまいは、病院に行っても「原因不明」として、有効な治療が受けられないケースが多く、「高齢だから」「気のせい」などと片づけられがちです。

耳の不調のほか、**加齢などによって筋力を含めたバランス機能全般が低下していることが原因**として考えられます。年齢を重ねると目や耳などの感覚器や平衡感覚、筋力の衰えは当然起こってきます。不安定めまいは、めまいリハビリ体操のほかに、意識して**運動器官のトレーニングをすることでも改善**します。

このほかにも、小脳になんらかの障害があるケースもあります。不安な人は、頭部ＭＲＩ検査を受けてみるとよいでしょう。

タイプ 3

ゆらゆら揺れたり足元がふらつく

不安定めまい

症 状

- 体や足元が前後左右と頻繁に揺れる
- 人やものによくぶつかる

「原因不明」とされるケースが多く見られます。安静にしていようと寝てばかりいても、症状は改善しません。

おもな原因

- 三半規管と耳石器に不調が生じている（P28参照）
- 回転性めまいをくり返して慢性化したケース
- 足裏から脳に伝わる体の位置情報（深部感覚）の異常
- 小脳などの脳の障害
- 加齢による筋力低下

POINT

平衡機能を鍛え、さらに、筋肉や骨、関節、神経などのすべての運動器官のトレーニングを行ないましょう。

立ちくらみ

立ち上がるときにふわーっと血の気が引くような感覚がしたり、ふらついたり、めまいを感じたりする症状です。

これまで紹介しためまいの３つのタイプが耳の不調に原因があったのに対して、立ちくらみの原因は、おもに**脳にいく血流の障害**です。

耳に原因があるわけではないので、第２章で紹介するめまいリハビリ体操では改善しません。

時に、低血圧の人に多く発症しますが、睡眠不足や疲労のほか、脳貧血や心臓疾患、脳血管の疾患などが原因の場合もあります。

頻発するようであれば、病院を受診しましょう。

原因によって受診する科が異なるので、左ページを参照してください。

タイプ4

ふわーっと血の気が引く

立ちくらみ

症状

- 立ち上がるときにふわーっと血の気が引く
- 比較的長く立っているとふらついたり、めまいを感じる

日常的にはイスから急に立ち上がる、電車に揺られるなどのシーンで症状が生じます。

おもな原因

- 脳貧血などの血管障害。若い女性の起立性低血圧、中高年の立ちくらみは心臓や脳が原因となる場合があるので注意が必要です。

POINT

以下のような場合はそれぞれの専門科を受診しましょう。

- 脳貧血に伴うめまい（起立性調節障害）
  ⇨ 耳鼻科および内科
- 心臓疾患に伴うめまい（心筋梗塞の前兆）⇨ 循環器科
- 脳血管の疾患に伴うめまい（椎骨・脳底動脈循環不全症）
  ⇨ 脳神経内科、脳神経外科

めまい・ふらつきの原因は内耳の不調

それでは、めまいやふらつきが起こる理由について説明していきましょう。

これまで多くの患者さんをみてきて断言できることは、**めまいの9割は耳に原因がある**ということです。

そこで、まずは耳という器官の構造について学んでおきましょう。

左図のように、耳は、**外耳**、**中耳**、**内耳**の3つに分けられます。このうちめまいやふらつきを引き起こす、**おもな原因となるのは内耳**です。

では、どうして内耳がめまいの原因になるのでしょうか。

それは、内耳は聴覚だけではなく、**平衡機能を司る部位**でもあるからです。

内耳は左右両方の耳に存在します。

内耳のなかで、聴覚を司る部位が**蝸牛**《かぎゅう》、平衡機能を司る部位が**三半規管**と**耳石器**《じせきき》で

耳のつくり

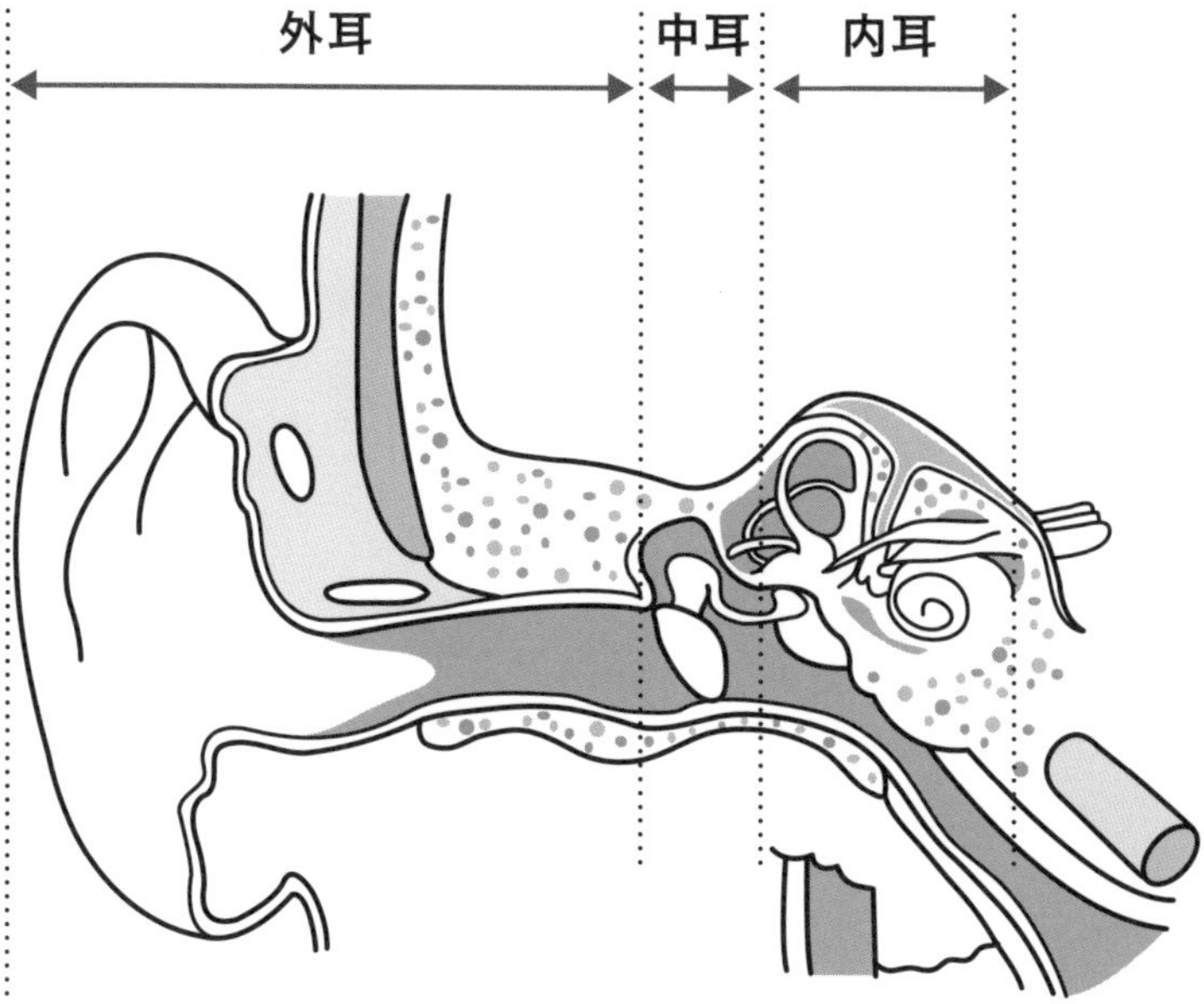

耳は、外耳、中耳、内耳の3つに分けることができます。平衡機能を司る内耳の不調が、めまいやふらつきの原因となります。

す。なかでも三半規管と耳石器を**前庭器**《ぜんていき》と呼び、これらが体のバランスを司る平衡感覚を担っています。

めまいやふらつきとは、左右どちらかの耳の三半規管と耳石器の機能に不具合が起こることで平衡感覚に左右差が生じ、これによって体のバランスがとれなくなる状態のことをいいます。

耳石器のなかには、粘着性のある**耳石膜**があり、**耳石**という小さな粒が1万粒ほど付着しています。私たちが動くことで頭が傾くと、耳石膜にある耳石がずれて、体の傾きや動きを脳に伝えます。

しかし、左右どちらかの内耳において、耳石が異常にたくさん剥がれて三半規管に入り込んだり、三半規管内のリンパ液が過剰に増えたりするといった不具合が生じることがあります。すると、前庭神経が誤ったバランス情報を脳に伝えて、めまいやふらつきとして感じるのです。

これらの不調や内耳のアンバランスを改善するには、めまいリハビリ体操で、体のバランスをコントロールするはたらきをもつ小脳を鍛えるしかありません。

内耳のつくり

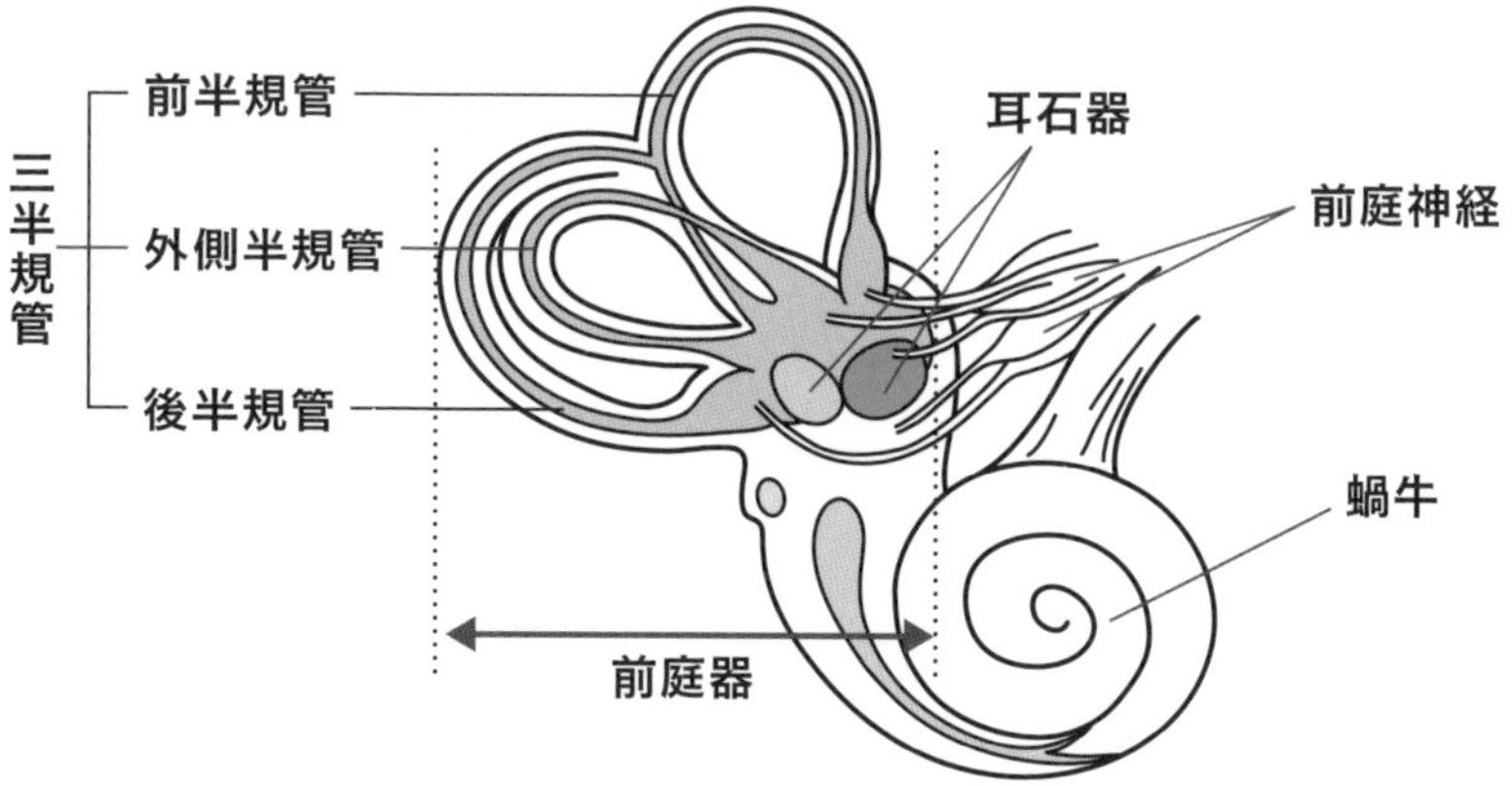

内耳のなかの前庭器（三半規管と耳石器）が、
体のバランスを司る平衡機能を担っています。

耳石器のなかのつくり

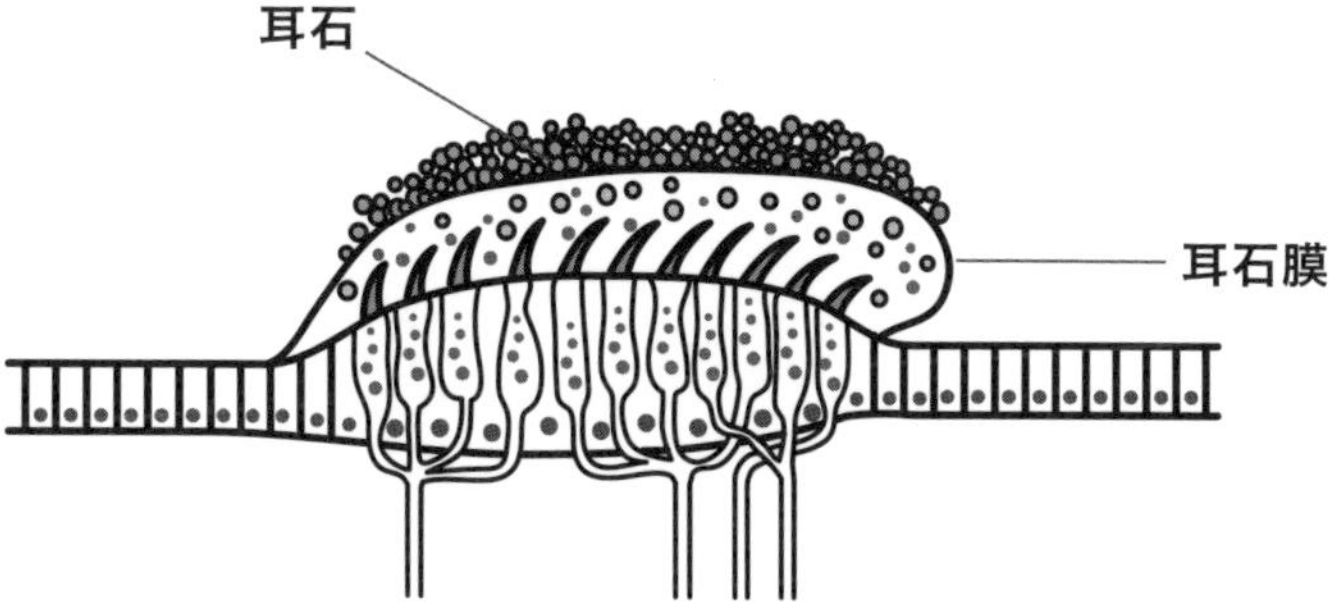

耳石膜は粘着性があり、耳石という小さな粒が
1万粒ほど付着しています。

体のバランスを司る小脳のはたらき

私たちの体は、３つのバランスに関する情報をキャッチしています。

- **目……視刺激（目から受けとる視覚情報）**
- **耳……前庭刺激（内耳から受けとるバランス情報）**
- **足裏……深部感覚刺激（足から受けとる位置情報）**

これらの器官からの情報をまとめ、体がバランスをとれるようにコントロールする役割を担っているのが**小脳**です。

じつは、目、耳、足裏になんらかのトラブルが生じて、体がバランスをとりにくくなるのはよくあることです。そのような場合でも、通常は小脳がうまく補って体をコ

平衡機能がはたらくしくみ

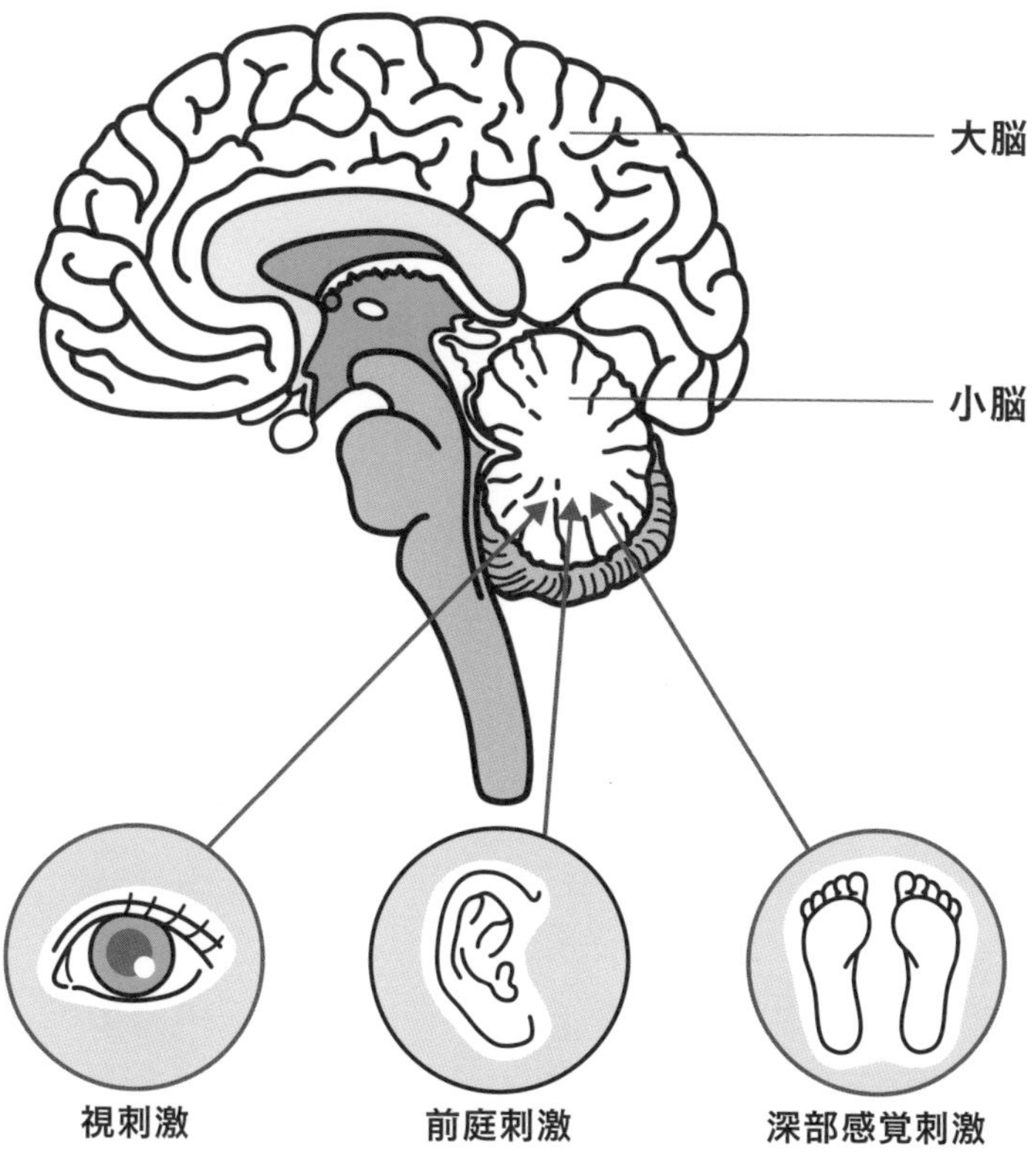

目、耳、足裏からの情報を小脳が集約し、大脳に届けます。
大脳はこれを受けて、体の各機能を動かし、バランスを保ちます。

ントロールしてバランスを保ってくれているのです。

しかし、病気などにより急に大きなバランスの崩れが起きると、小脳でも補いきれない場合があります。これが慢性的な不調として生じるめまいやふらつきです。

小脳がバランスの左右差をコントロールするはたらきを**中枢性代償**（前庭代償）といいますが、それには次の2種類があります。

・静的前庭代償……安静時に起きるめまいに発動。寝ていれば2～3日で治る

・動的前庭代償……体を動かしはじめるときの揺れ、ふらつき、めまいに発動

病気が原因のめまいは、個人差や大きな左右差があるため、左右差改善の中枢である小脳を鍛えて、動的前庭代償を促す必要があります。

フィギュアスケートの選手を思い浮かべてください。彼らは、高速なスピンをくり返してもふらついたり、転倒したりしません。これは決して生まれつきの体質ではなく、くり返し行なった訓練の賜物です。彼らは日々のトレーニングで小脳を鍛えているため、人工的なめまいともいえるスピンで激しく回転したあとも、ふらつくことなく、転倒することなく滑り続けることができるのです。

もちろん、一般の人でも、小脳を鍛えることでめまいやふらつきを解消できます。小脳へバランスの情報を送る、**視刺激**、**前庭刺激**、**深部感覚刺激**の3つを刺激すれば、誰でも動的前庭代償を鍛えることができるのです。

めまいリハビリ体操は、視線を動かしたり（視刺激）、頭や首を動かしたり（前庭刺激）、足踏み（深部感覚刺激）をすることで、目、耳、足裏をくり返し刺激し小脳を鍛え、平衡機能を高める内容になっています。

また、最近では、前庭器のはたらきは物事を正確に理解し判断する認知機能に関係しているともいわれています。つまり、このリハビリで、認知機能を改善する可能性もあるのです。

めまいリハビリ体操はこれまで、数多くの老若男女のめまいやふらつきに効果を発揮しています。それは自信をもっていえることです。一時的に症状が悪化する場合もありますが、くじけずに根気よく毎日続けることで、必ず症状が改善するはずです。

リハビリをより効果的にするための「ふり返りテスト」

ここまでで、めまい・ふらつきがどうして起こるのか、リハビリがいかに重要かについてご理解いただけたでしょうか。

第2章では具体的にめまいリハビリ体操についてお話ししますが、その前に、自分の症状についていまよりも少し詳しくなってもらいたいと思います。

通常、病院で行なうめまいの検査は、いくつかの検査を組み合わせて総合的にめまいの種類や患者さんの体の状態を把握します。

ただし、当然、自分でこれらの検査を行なうことはできません。

左ページに、簡単な「ふり返りテスト」があります。これはどちらの耳が悪いかを調べるテストです。不調の箇所を正確に意識しながらリハビリを行なうことで、悪い箇所をしっかりと鍛えることができ、リハビリがより効果的になります。

あなたのめまいの原因はどちらの耳？

ふり返りテスト

めまいの原因がどちらの耳に
あるのか調べましょう。

① 右腕を体の正面に伸ばし、親指を立てる。目線はまっすぐ親指の爪を見る

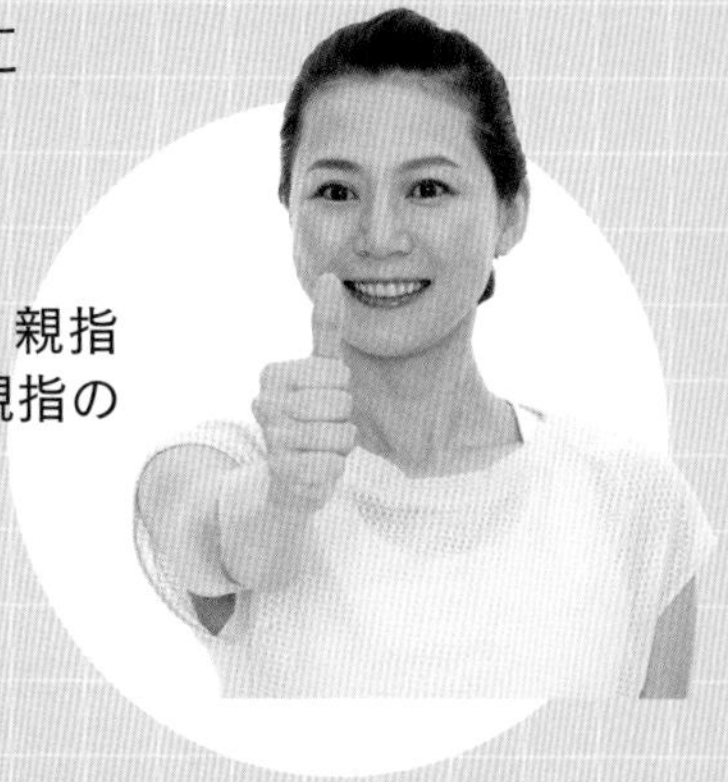

② 目線は親指の爪から動かさずに、頭を左へ30度回す

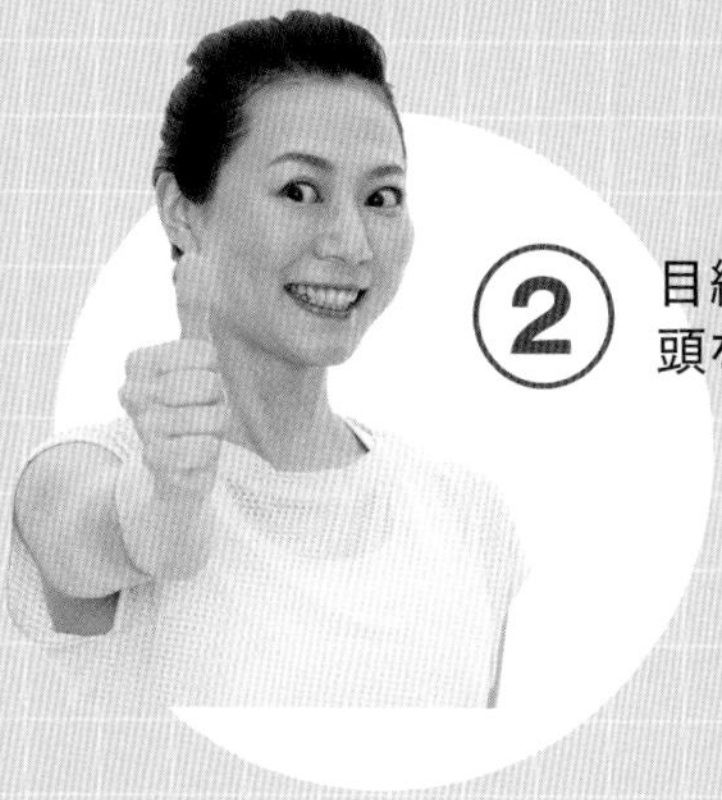

③ 目線は親指の爪から動かさずに、頭を右へ30度回す

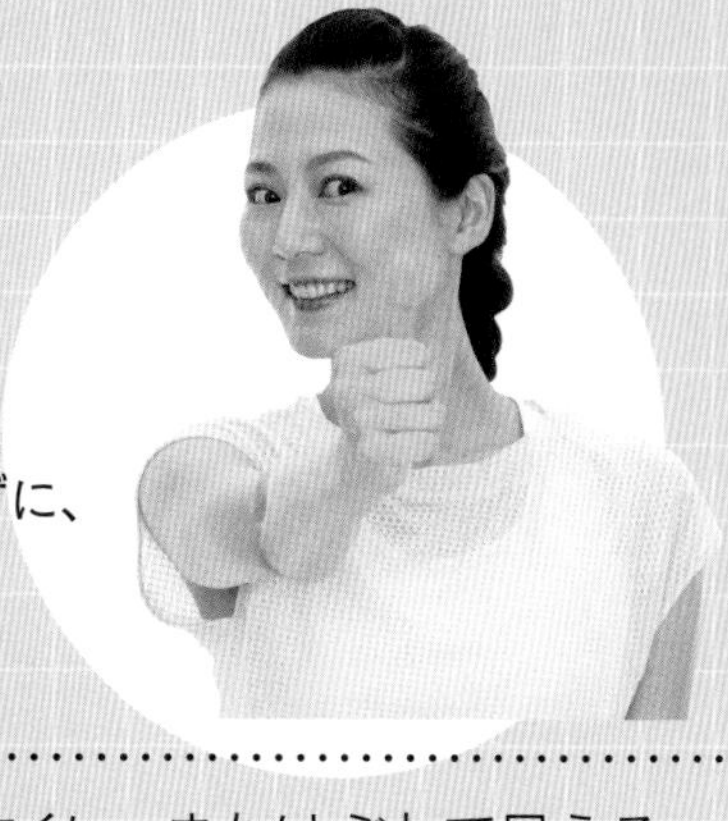

テスト結果

②のときに爪が見えにくい。またはぶれて見える。
⇨ 左耳の機能が落ちている可能性あり。

③のときに爪が見えにくい。またはぶれて見える。
⇨ 右耳の機能が落ちている可能性あり。

自分のめまいはどちらの耳が原因となっているのか。リハビリをはじめる前にきちんと理解しておきましょう。

「ふり返りテスト」を行なうと、頭を左右に動かしたとき、どちらかが見えにくかったり、ぶれて見えたりするはずです。

それがあなたのめまいの原因となっている耳です。

・頭を左に回したときに、爪が見えにくい。またはぶれて見える。
……左耳の機能が落ちている可能性あり。
・頭を右に動かしたときに、爪が見えにくい。またはぶれて見える。
……右耳の機能が落ちている可能性あり。

また、めまいの発作が起きたときにどちらの側を下にして寝るとラクかというのも判定の基準になります。右を下にしたほうがラクな場合は左耳が悪く、左を下にしたほうがラクな場合は右耳が悪い可能性があります。

第2章

最新版 めまいリハビリ体操でめまい・ふらつきを改善しよう！

ここからは早速リハビリをはじめていきます。
ポイントを押さえながら、基本の7つに加え症状別のリハビリを行ない、
めまい・ふらつきの症状を改善していきましょう。

めまいリハビリ体操を効果的にするために

めまいリハビリ体操の効果をしっかり上げるために、５つのポイントをお話しします。心と体の準備をととのえてリハビリをはじめましょう。

①大きな声を出す

大きな声を出すことは、ふさぎがちな心を前向きにする効果があります。リハビリを行なうときは、大きな声で数を数えながら行ないましょう。また、不安やつらさを感じたら、次の言葉を大きな声で唱えましょう。

私はめまい（ふらつき）に負けない！　私はめまい（ふらつき）を治す！

よい意味で自分を暗示にかけることができます。「めまい」「ふらつき」は自分の症状にあわせた言葉を選びます。両方ある人は、どちらも唱えます。

②正しい姿勢でリハビリの効果を高める

指の動きを目で追うリハビリについては、イスに深く腰かけ、両足は肩幅程度に広げるのが基本姿勢です。

イスは、背もたれのあるものでもないものでもＯＫ。立ってできる人はぜひ立って行ないましょう。足腰の筋力を鍛えることができます。

③リハビリは1日2~3回　ただし無理せずに

リハビリは基本の７つを一通りやることを１回として、１日２回、１回５分を目安に行ないましょう。慣れてきて、もっと頑張れるという人は、１日３回、１回７分を目標に行ないます。体調が悪かったり、忙しい日は回数を減らしても構いません。決して無理はしないこと。大切なのは毎日続けることです。

④リハビリタイムは朝起きたときと夕方～夜にかけて

朝と、１日の疲労がたまってくる夕方以降はめまいが起こりやすい時間帯です。ほかにも、めまいが起こりやすい時間帯があればそこで行なうとよいでしょう。

⑤爪に目印をつけるのがおすすめ

リハビリでは、指の動きを目で追う動作が多くあります。爪に色味のはっきりとしたマニキュアを塗ったりシールを貼ると、指の動きを目で追いやすくなります。

次ページではリハビリの進めかたを解説します。

めまいリハビリ体操の進めかた

基本の7つのリハビリ

まずは基本の7つのリハビリを行ないます。

1番 ゆっくりヨコ
2番 ふり返る
3番 上下
4番 はてな
5番 50歩足踏み
6番 片足立ち
7番 つま先立ち

「もっと頑張れる」「さらに症状を改善したい」という人は、自分の状態や症状にあわせて以下のリハビリを追加してみましょう。

さらにふらつきを改善したい
↓
ハーフターン

良性発作性頭位めまい症と診断された、またはその症状がある
↓
寝返り

良性発作性頭位めまい症と診断され頻回にめまいがする
↓
座位ヘッドチルトホッピング

リハビリは即効性があるとは限りません。

まずはこれらを1カ月続けてください。

平衡機能のカギ、小脳を鍛える

基本1番 ゆっくりヨコ

目線を動かしたときの
めまい・ふらつきを治す

20回(10往復)

こんな症状に効く

- 車や電車の窓から外の景色を見るとくらくらする
- 買いものなどで商品の陳列棚を見るのがつらい
- 目を動かすのがつらい

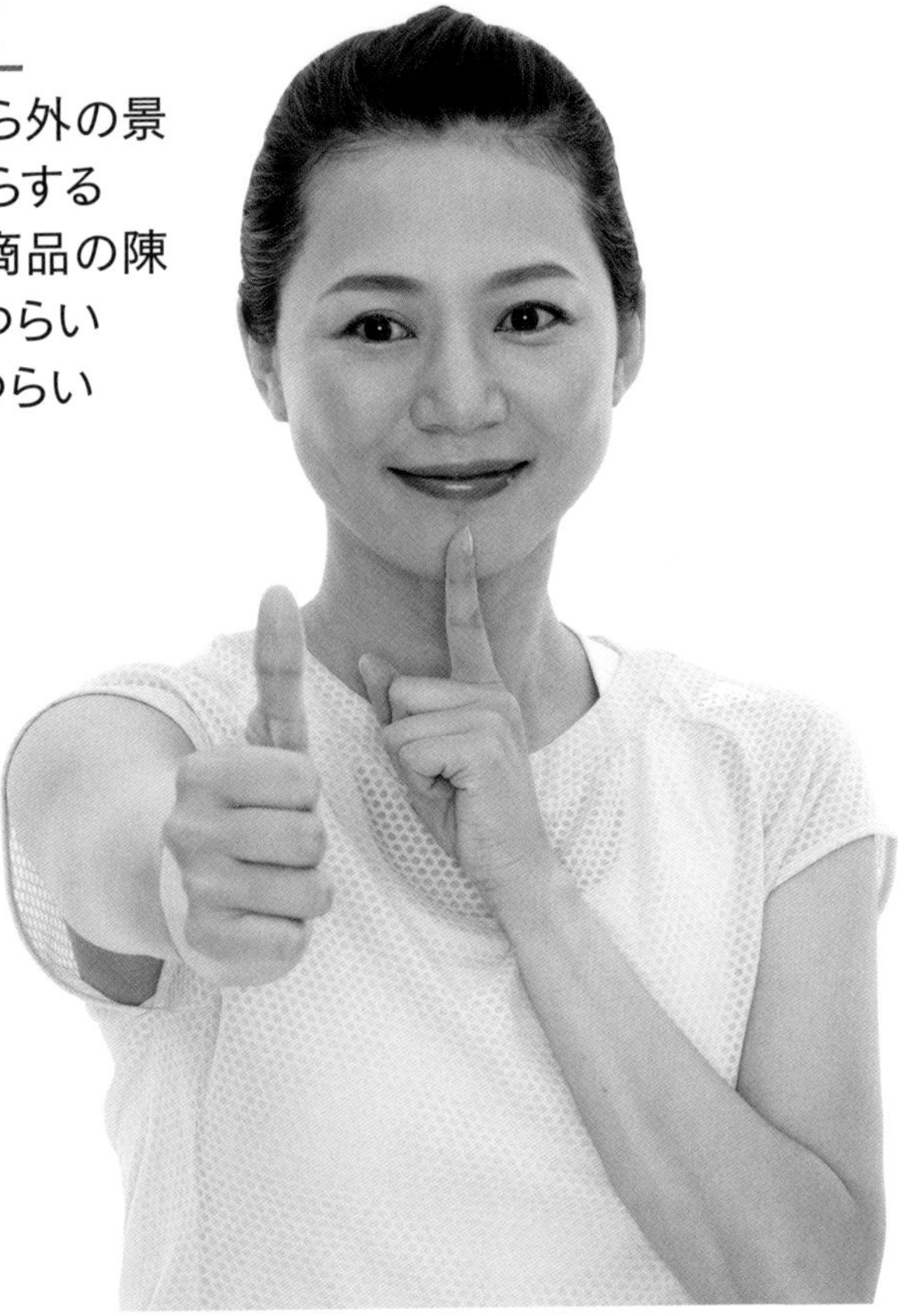

1 左手の人さし指でアゴを押さえて、頭が動かないよう固定する。右手は親指を立てて（片手で「グー!」ポーズ)、まっすぐ前に出す。顔はまっすぐ前を向く

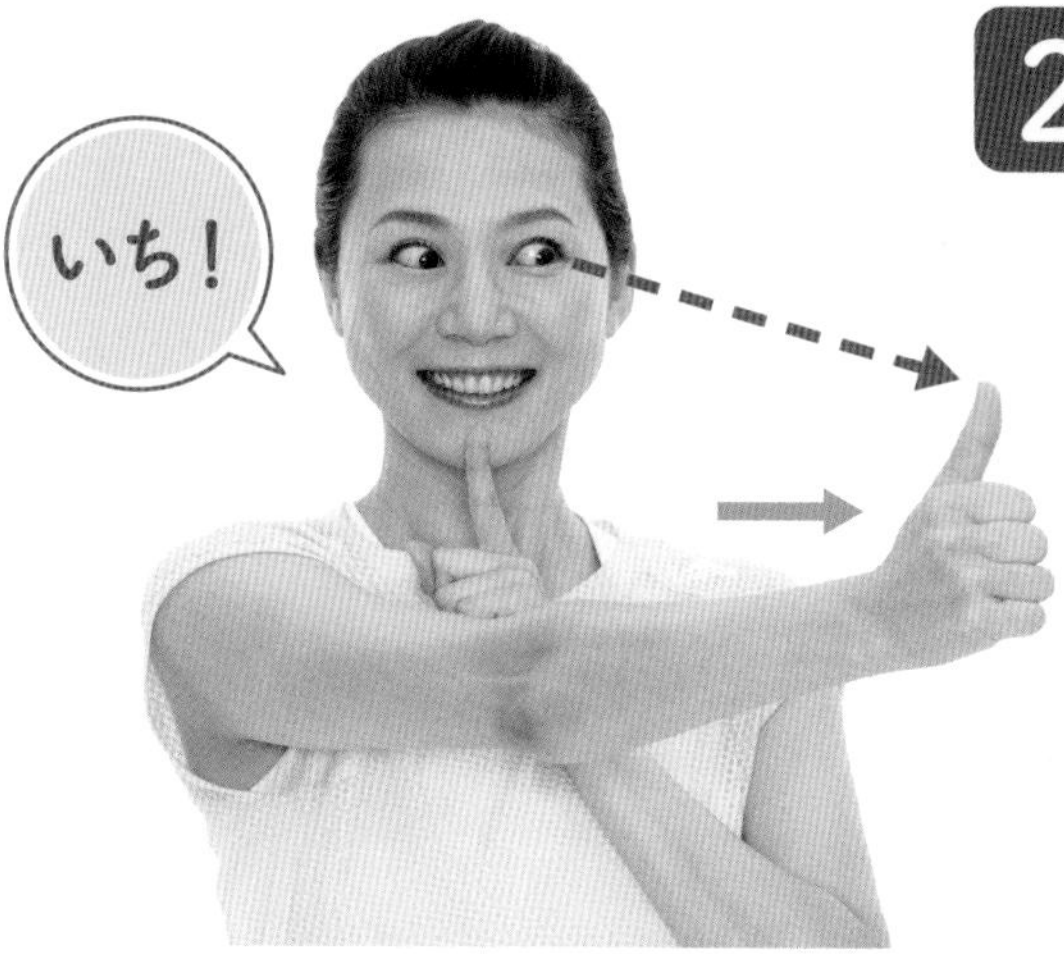

2 右手を左に30度ぐらい動かして、親指の爪を眼球だけで追う

memo

顔はまっすぐ正面を向いたままで行ないましょう

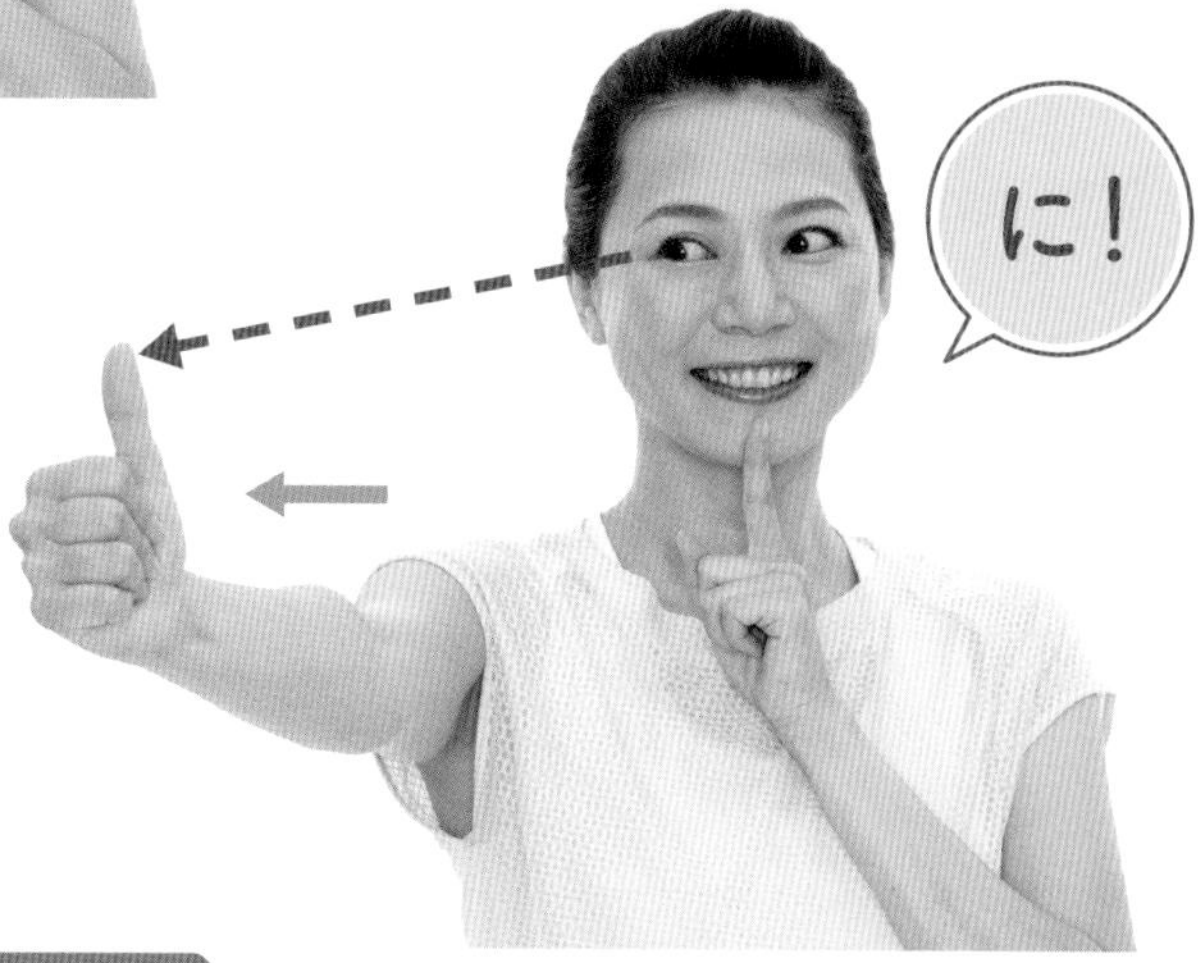

3 右手を右に30度ぐらい動かして、親指の爪を眼球だけで追う。数を数えながら20回行なう

慣れてきたらレベルアップ!

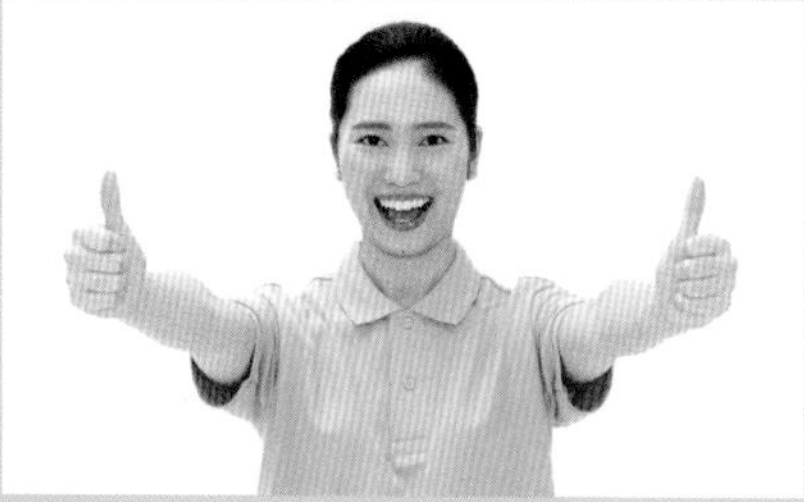

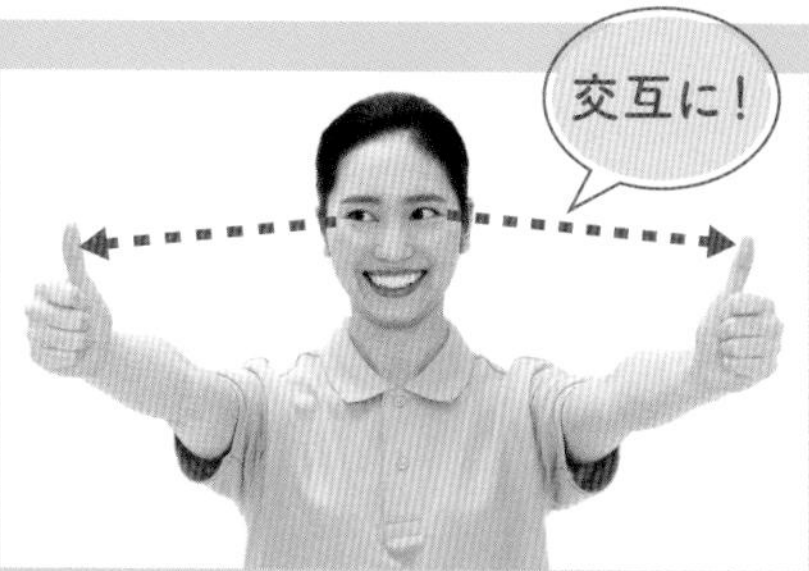

1 両腕を肩の高さまでまっすぐ前に伸ばして、肩幅に開く。親指を立て（両手で「グー!」ポーズ）、顔はまっすぐに前を向く

2 眼球だけを動かして左右の親指の爪を交互に見る。数を数えながら20回行なう

スピードは1秒に1回程度を目安に

三半規管を刺激して小脳を鍛える

基本 2番 ふり返る

首を左右に回したときの
めまい・ふらつきを治す

20回(10往復)

こんな症状に効く

- 人に呼ばれてふり返るとくらくらする
- 車庫入れで後ろをふり向くのがつらい
- つらくて頭を動かせない

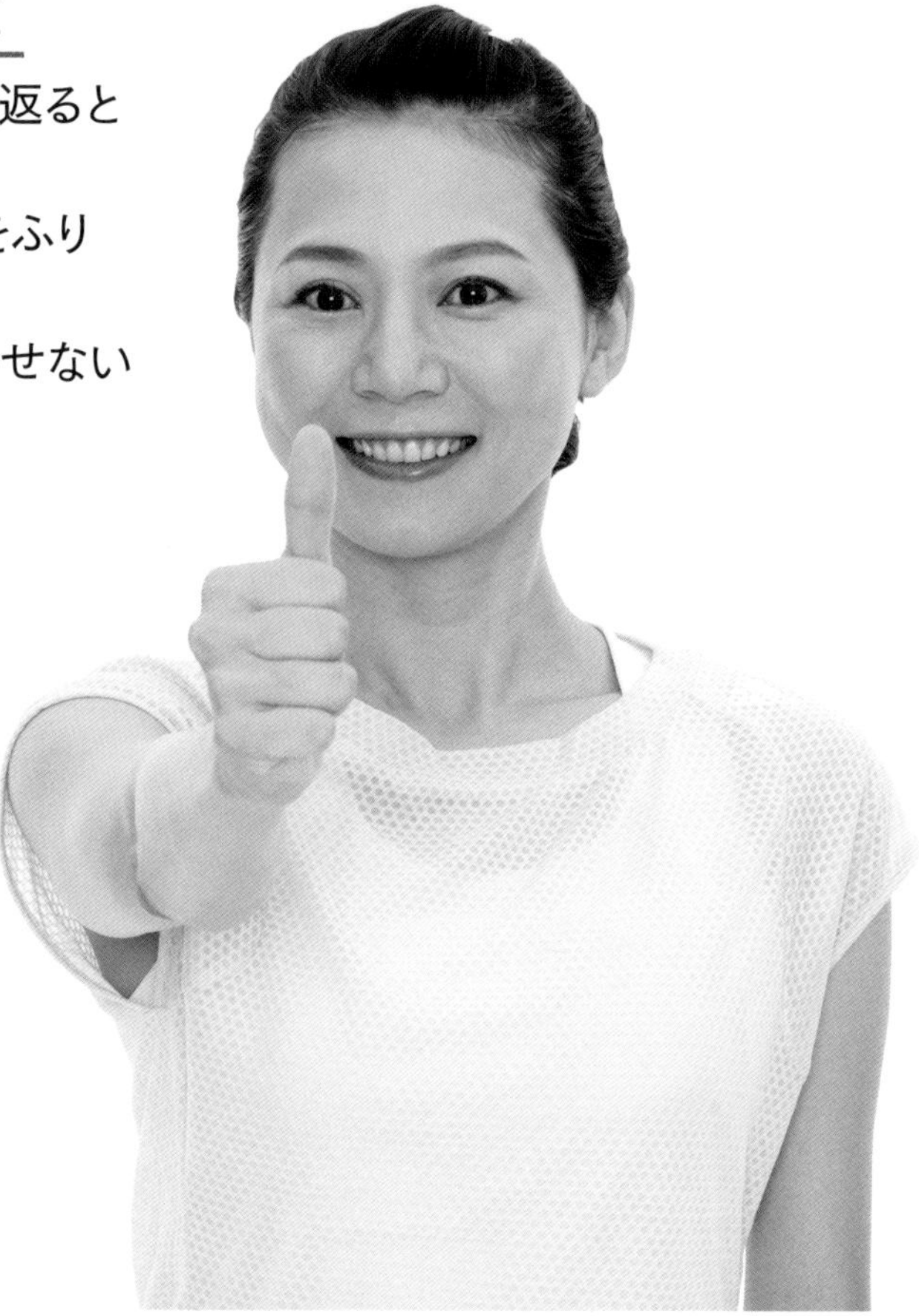

memo

首の調子が悪い人は無理のない範囲で行ないましょう

1 右腕を体の真正面に伸ばして、親指を立てる。顔はまっすぐ前を向き、目線は親指の爪に向ける

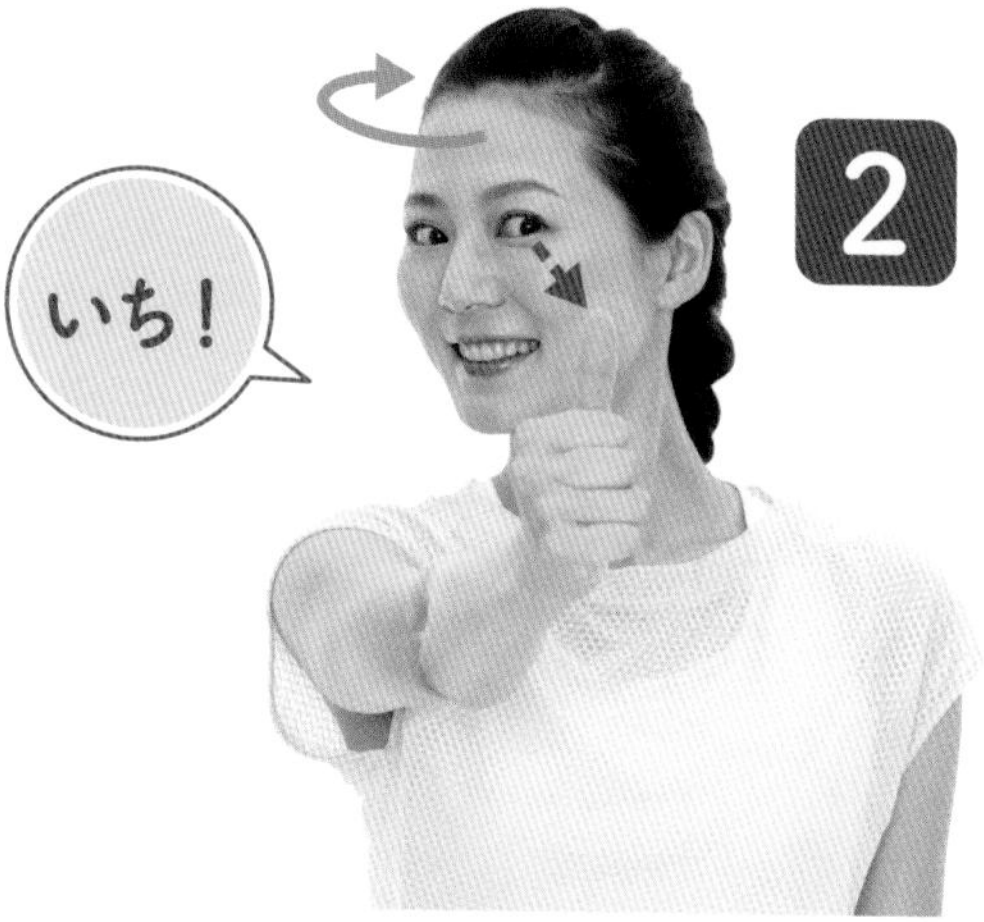

2 親指の爪への目線を固定したまま、頭を右に30度回す

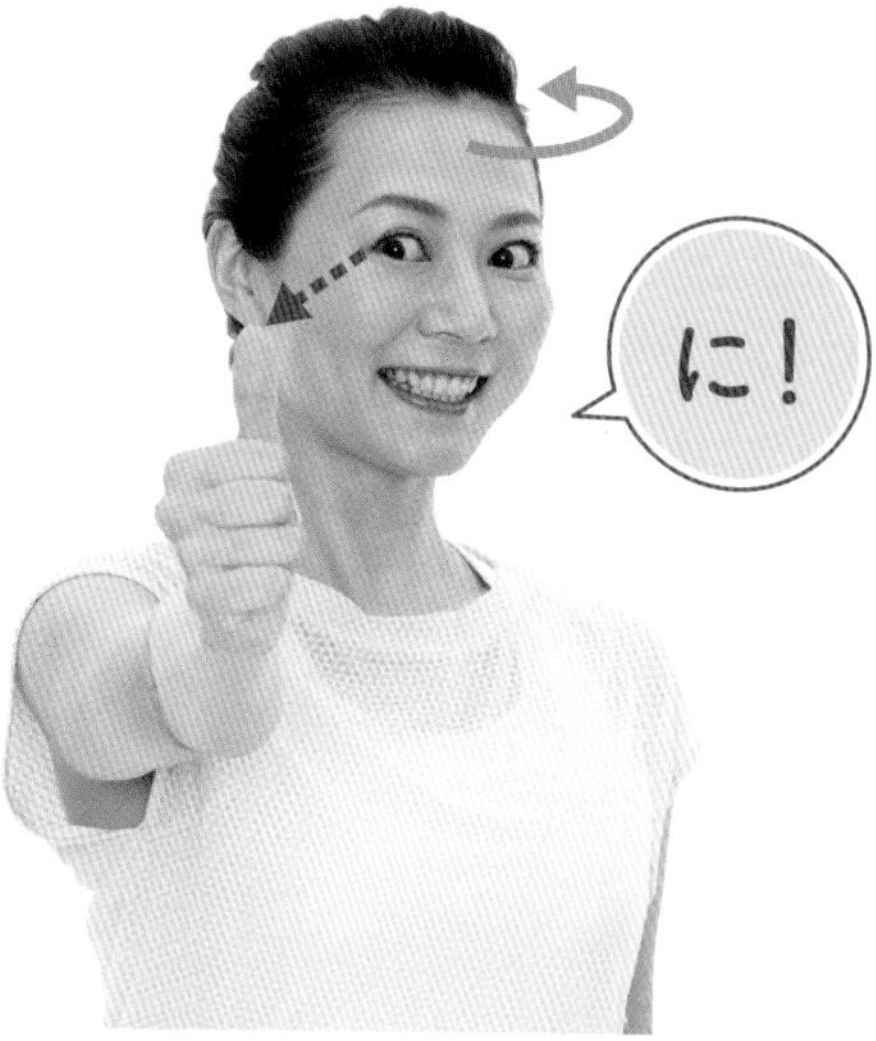

NG 顔を動かすだけではダメ

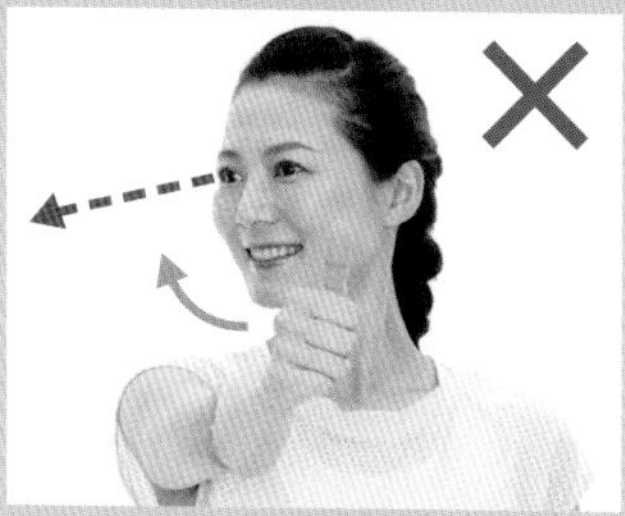

目線が爪に向いていない

3 親指の爪への目線を固定したまま、頭を左に30度回す。数を数えながら20回行なう

POINT 頭を動かしながら、親指の爪を見続けるのがコツ

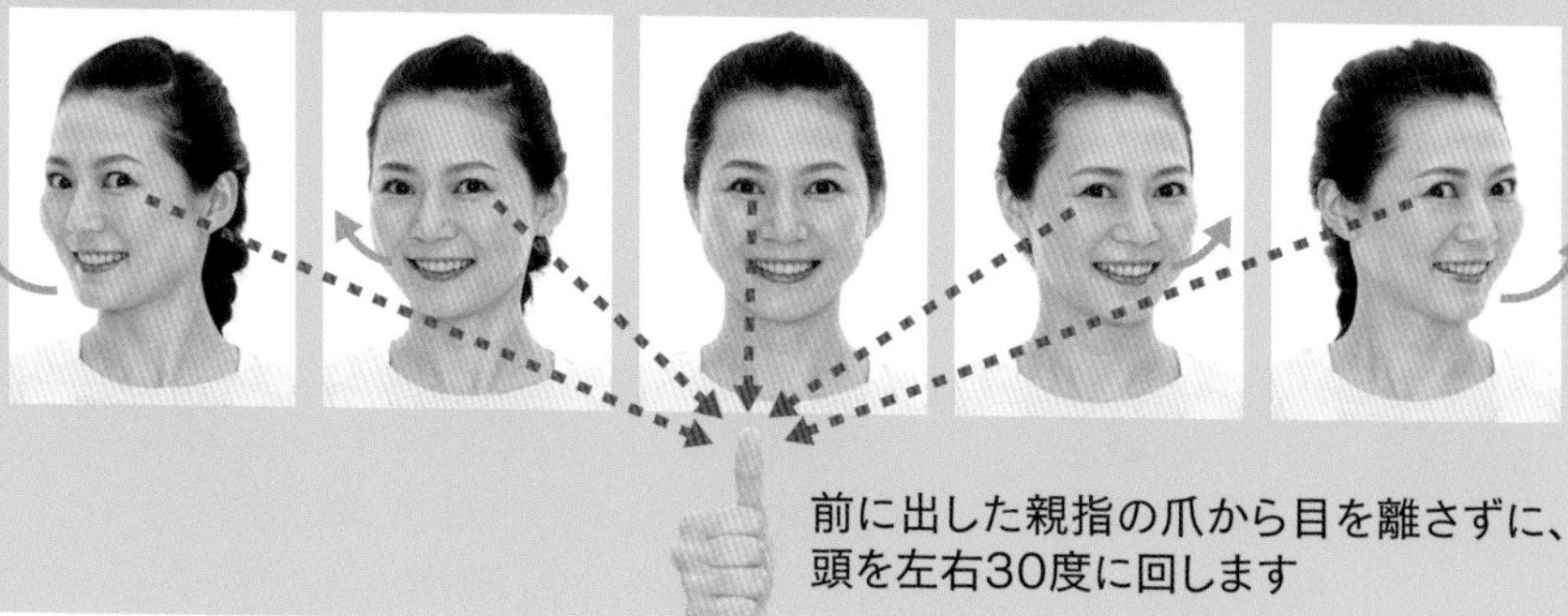

前に出した親指の爪から目を離さずに、頭を左右30度に回します

三半規管を刺激して小脳を鍛える

基本 3番 上下

**頭を上下したとき
のめまいを治す**

20回（10往復）

こんな症状に効く

- 目薬をさすとくらっとする
- 靴紐を結ぶのがつらい
- 洗濯ものを干すとめまいがする

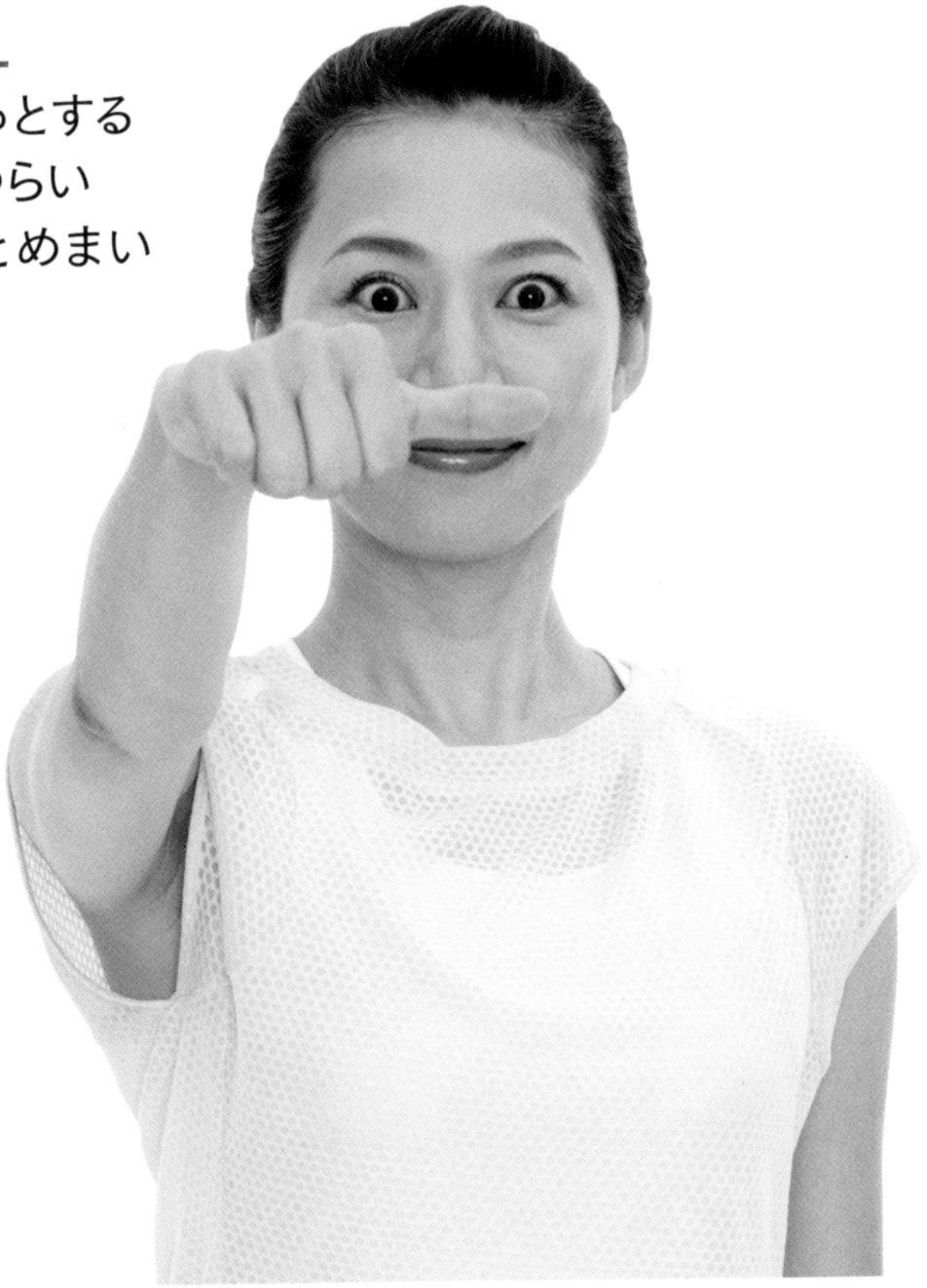

memo

首の調子が悪い人は無理せずゆっくり行ないましょう

1 右腕を肩の高さぐらいまで上げて、まっすぐ体の真正面に伸ばす。親指は横に寝かせた状態にする。顔はまっすぐ前を向き、目線は親指の爪に向ける

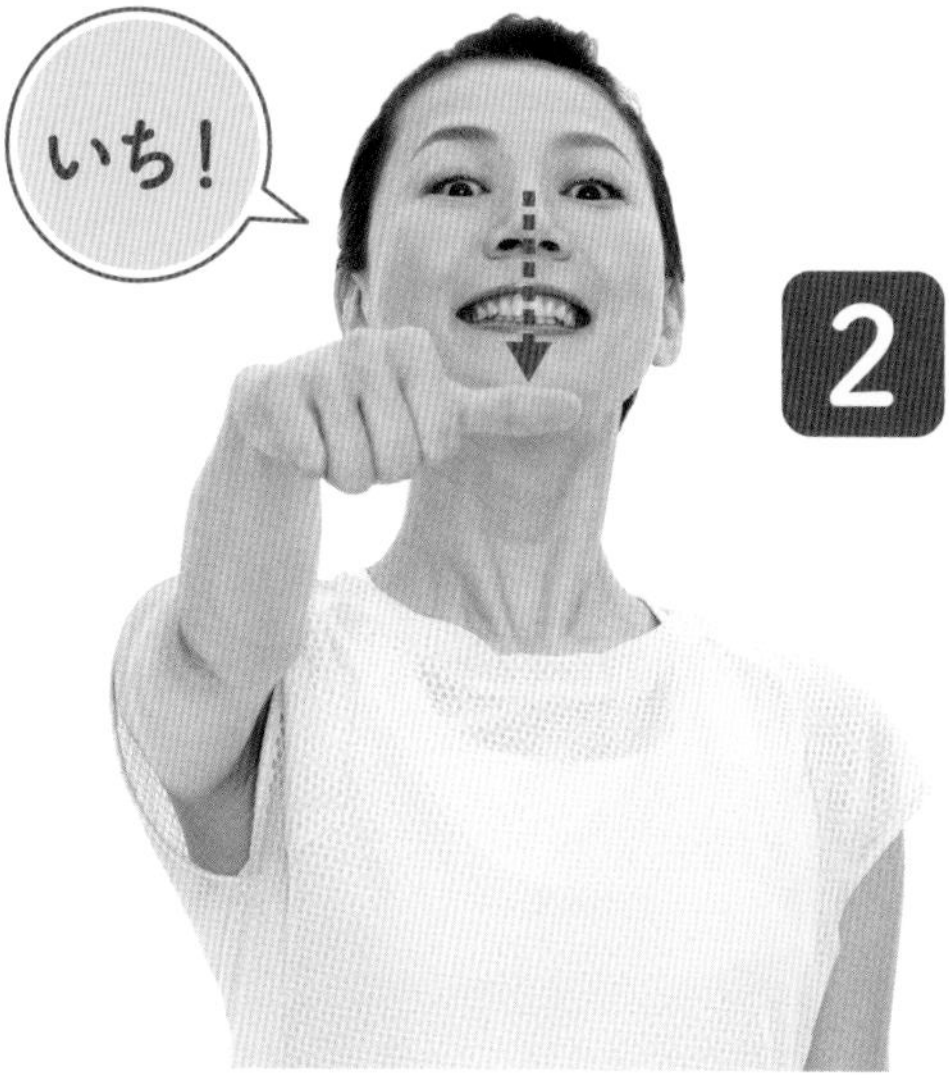

2 親指の爪への目線を固定したまま、頭を30度上げる

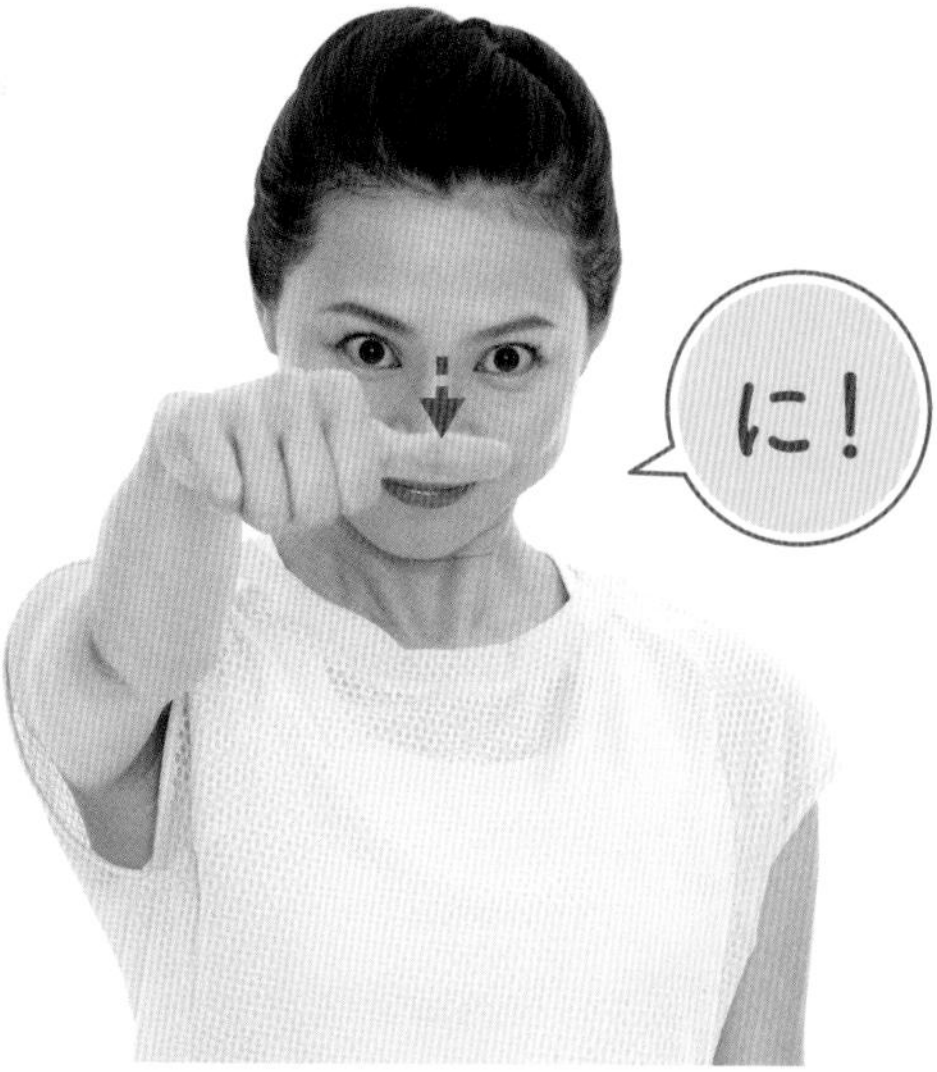

memo

目線は親指の爪に固定したまま行ないましょう

NG 顔を動かすだけではダメ

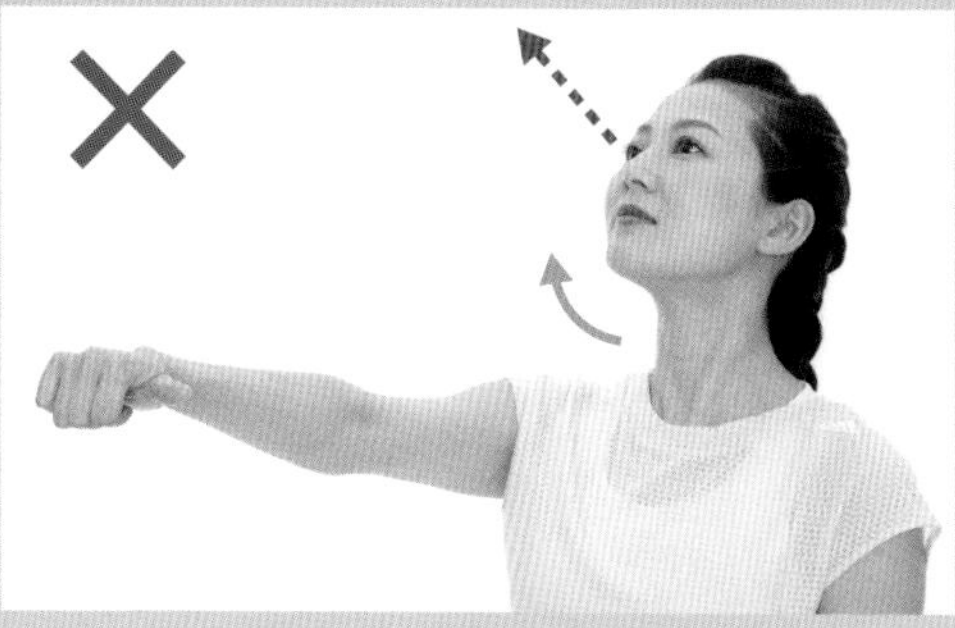

目線が爪に向いていない

3 親指の爪への目線を固定したまま、頭を30度下げる。2と3の動作を続けて20回（10往復）行なう

三半規管を刺激して小脳を鍛える

基本 4番

はてな

頭を左右に傾けたときのめまいを治す

20回（10往復）

こんな症状に効く

- 窓ふきをしているとくらっとする
- 頭を傾けるとめまいがする

memo

首の調子が悪い人は無理せずゆっくり行ないましょう

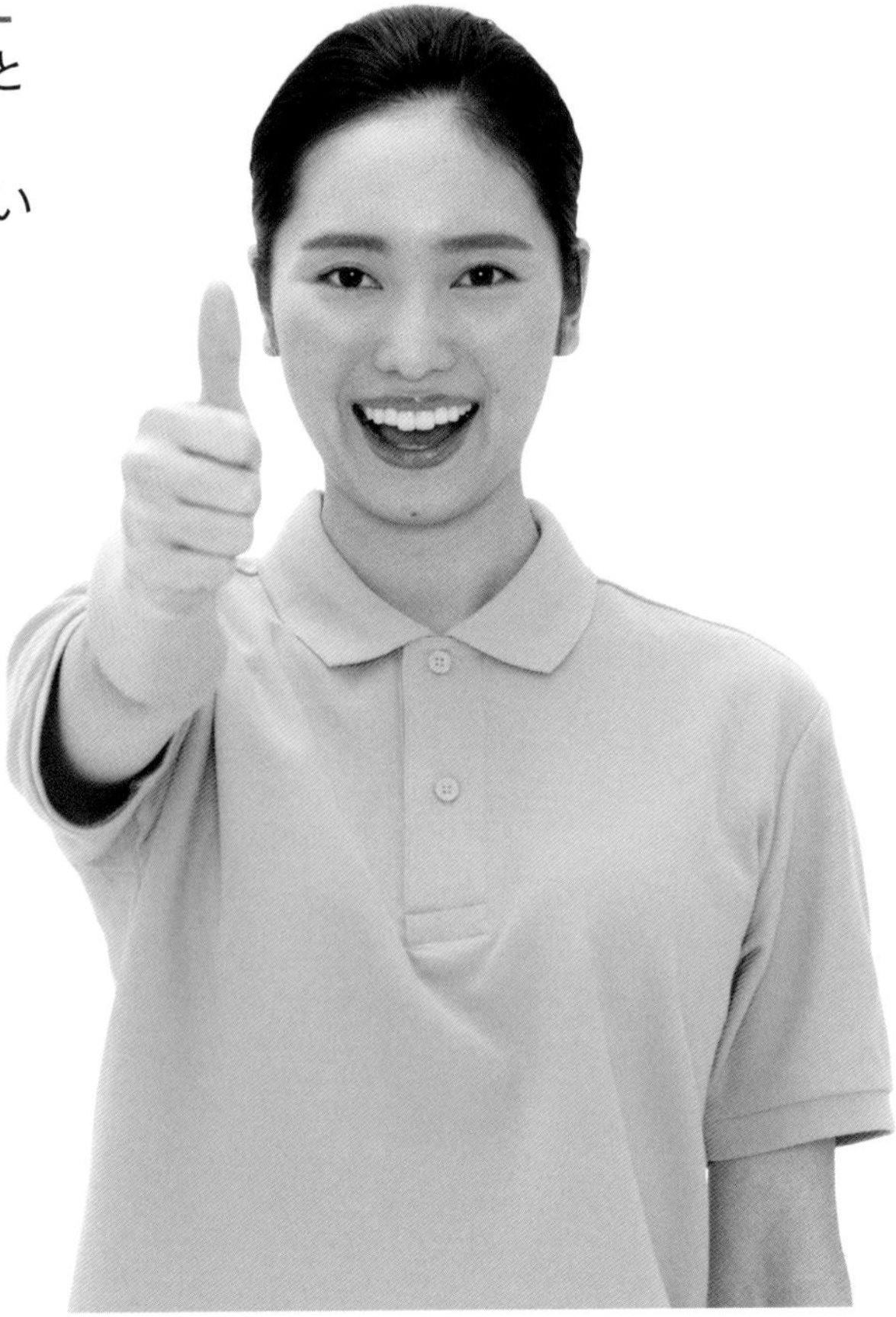

1 右腕を体の真正面に伸ばして、親指を立てる。顔はまっすぐ前を向き、目線は親指の爪に向ける

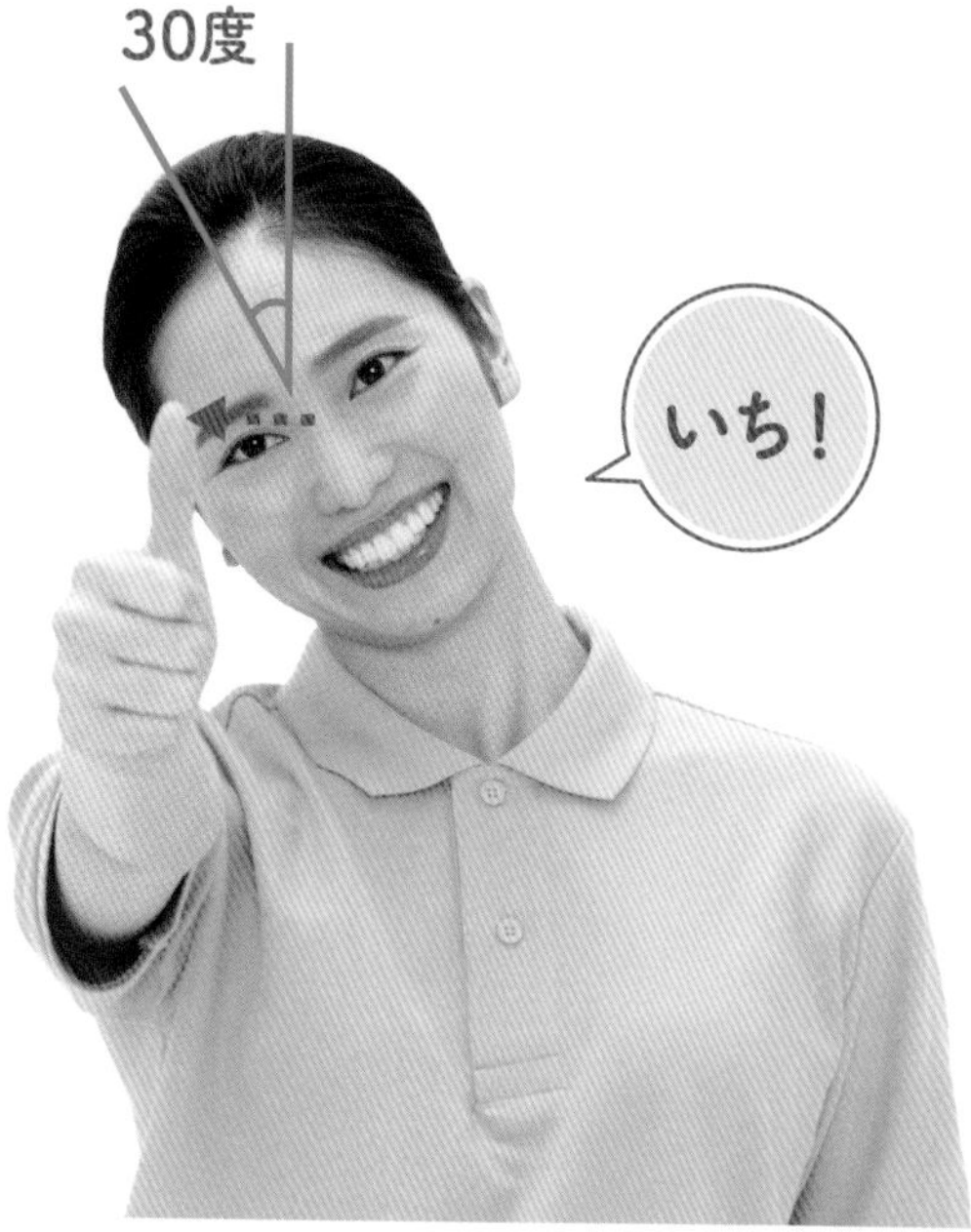

2

親指に爪への目線を固定したまま、頭を右に30度傾ける

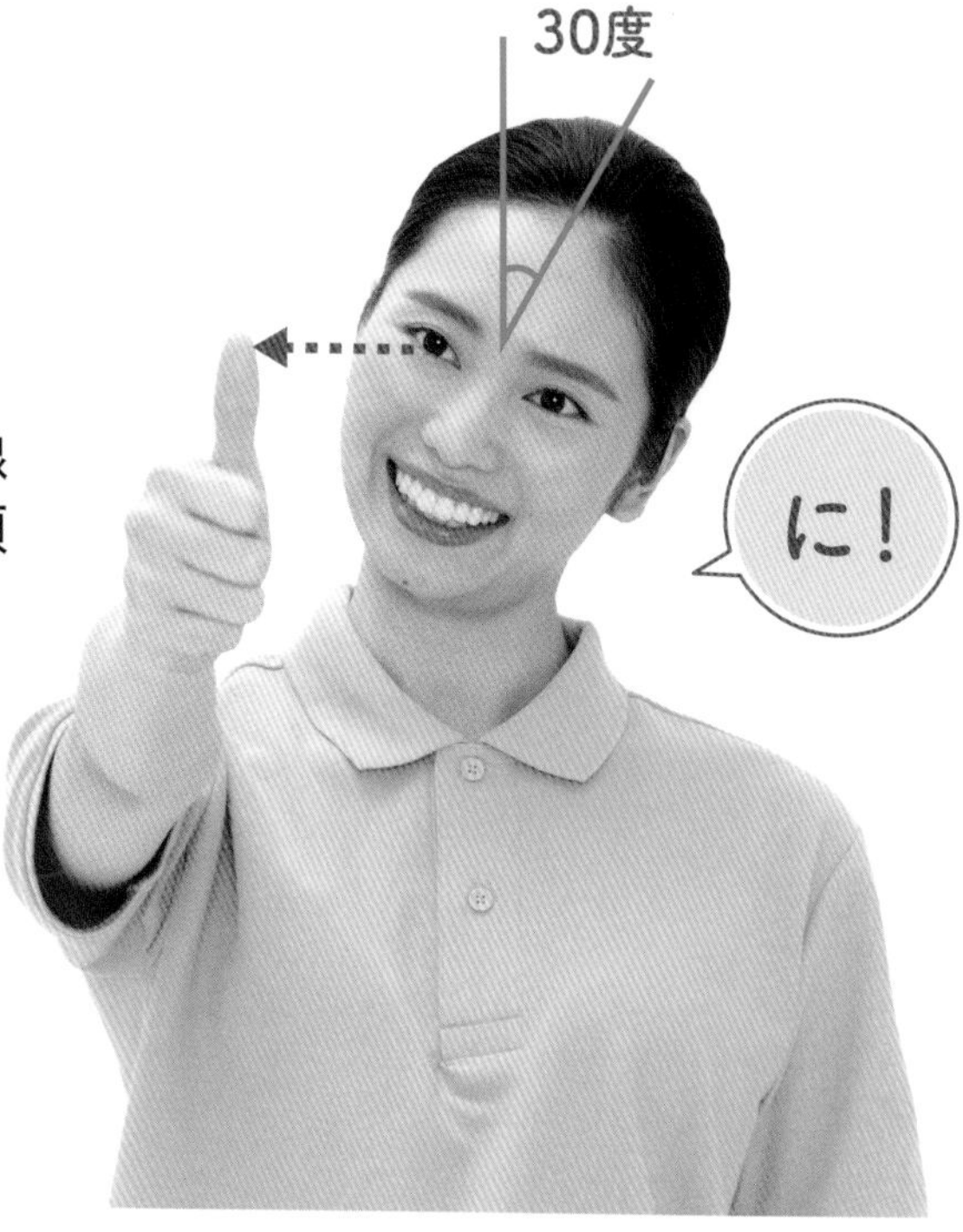

3

親指の爪への目線を固定したまま、頭を左に30度傾ける

深部感覚、下肢筋力（大腿四頭筋）を鍛える

基本5番 50歩足踏み

立っているとき、歩いているときの
めまい・ふらつきを治す

50歩

こんな症状に効く

- まっすぐに歩けない
- 暗がりを歩くと怖い

memo
大きな声で数を数えながら行ないましょう

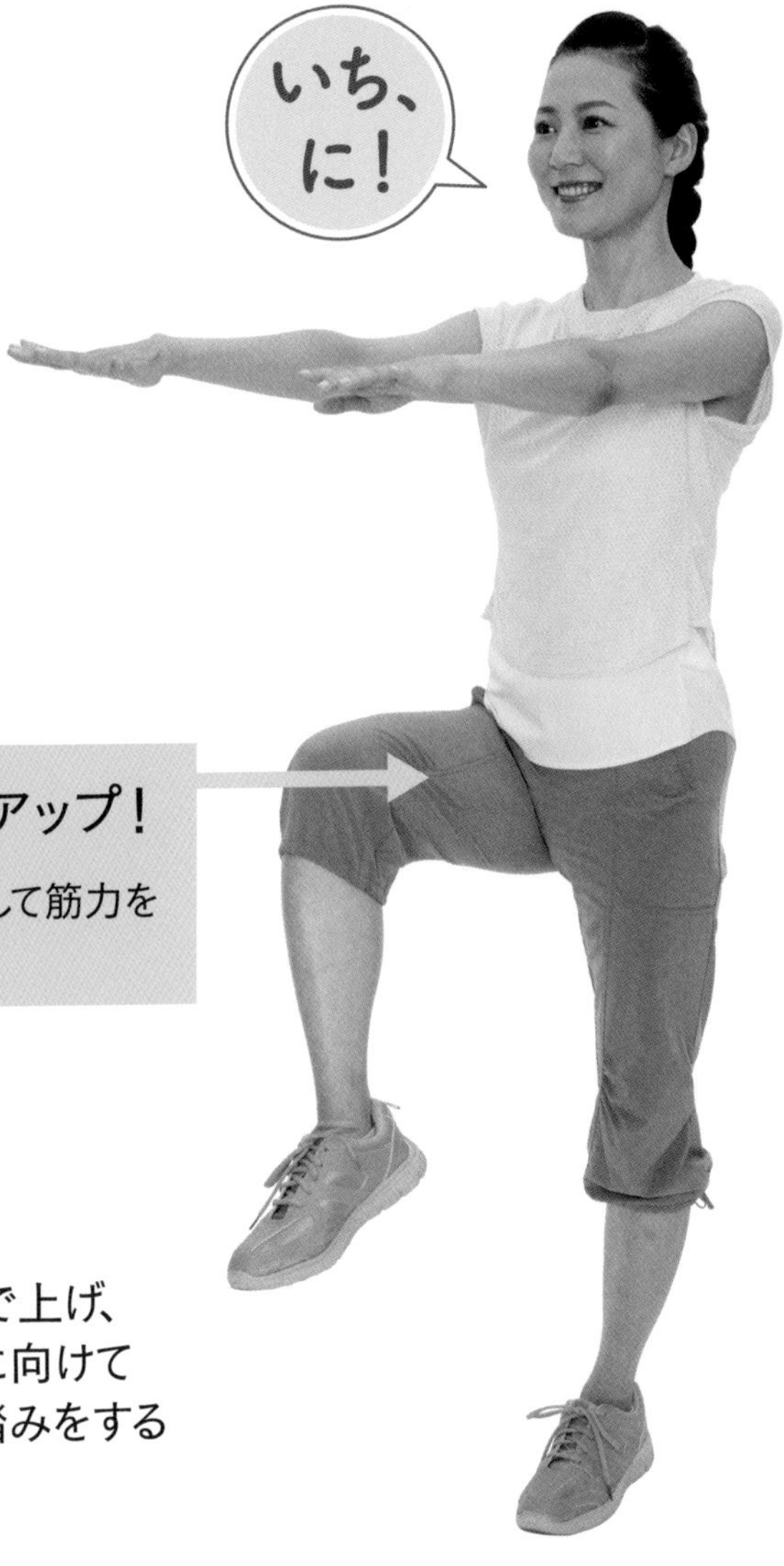

POINT 筋力アップ！

大腿四頭筋を動かして筋力を鍛えましょう

1

両腕を肩の高さまで上げ、
目線はまっすぐ前に向けて
その場で50歩足踏みをする

慣れてきたらレベルアップ！

1 目を閉じ、その場で50歩足踏みをする

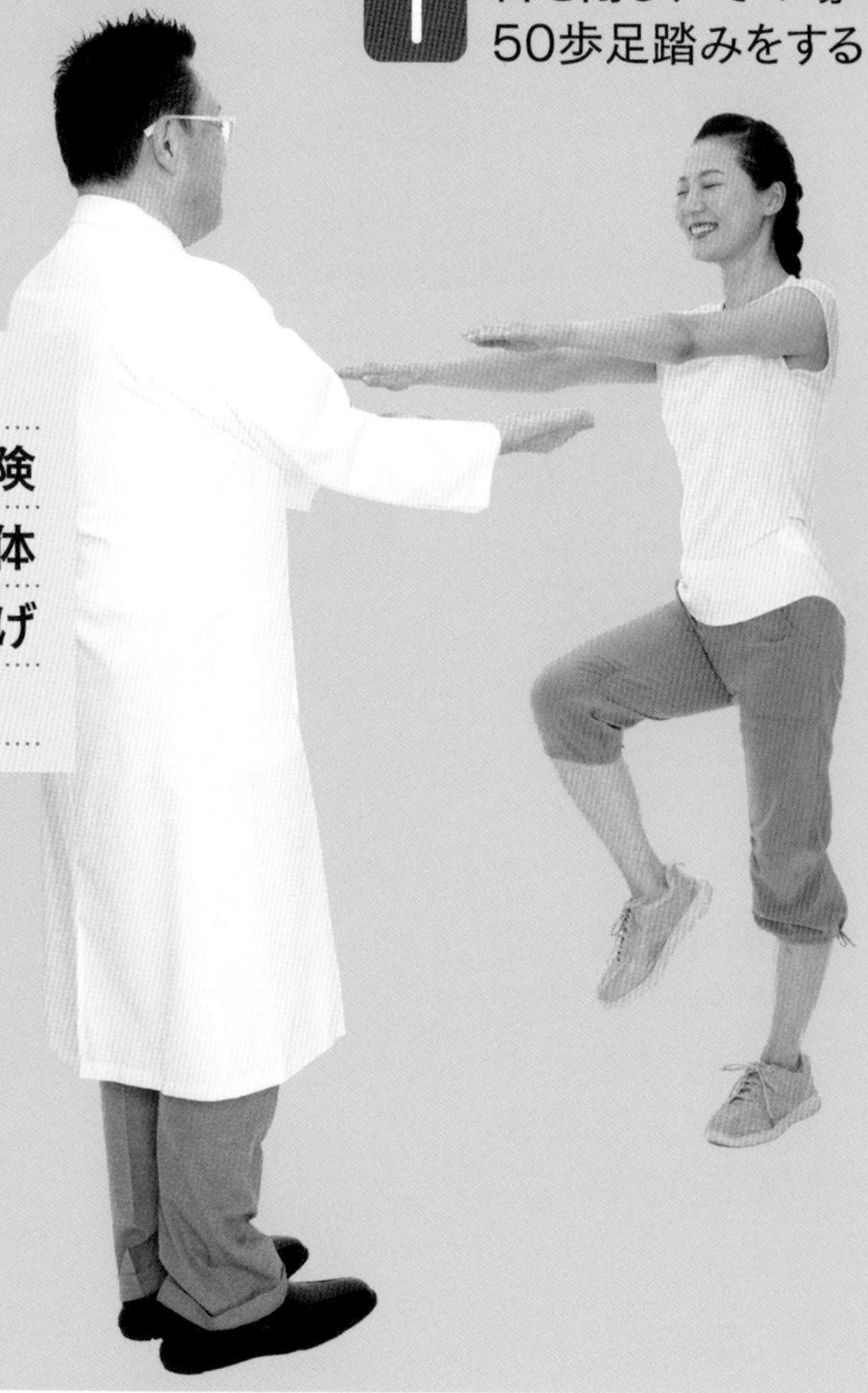

memo

介助者は危険を感じたら体を支えてあげましょう

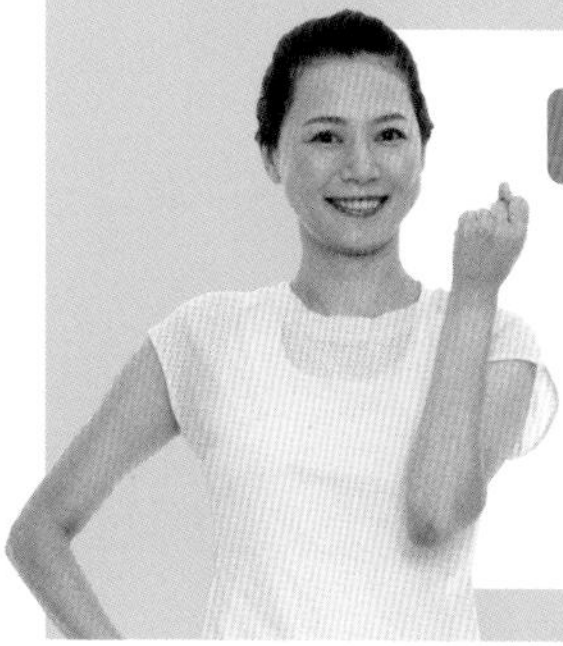

POINT 介助者と行なうのが理想的

転倒などの予防のために、介助してくれる人と一緒に行ないましょう。介助者は、自分の手が触れない程度に、足踏みをしている人の手の下に手を添えます

下肢筋力（大腿四頭筋）、深部感覚を鍛える

基本 6番 片足立ち

立っているときのめまいを治す

左右それぞれ 15秒

こんな症状に効く

- 階段ののぼりおりが怖い
- エスカレーターの下りで足がすくむ

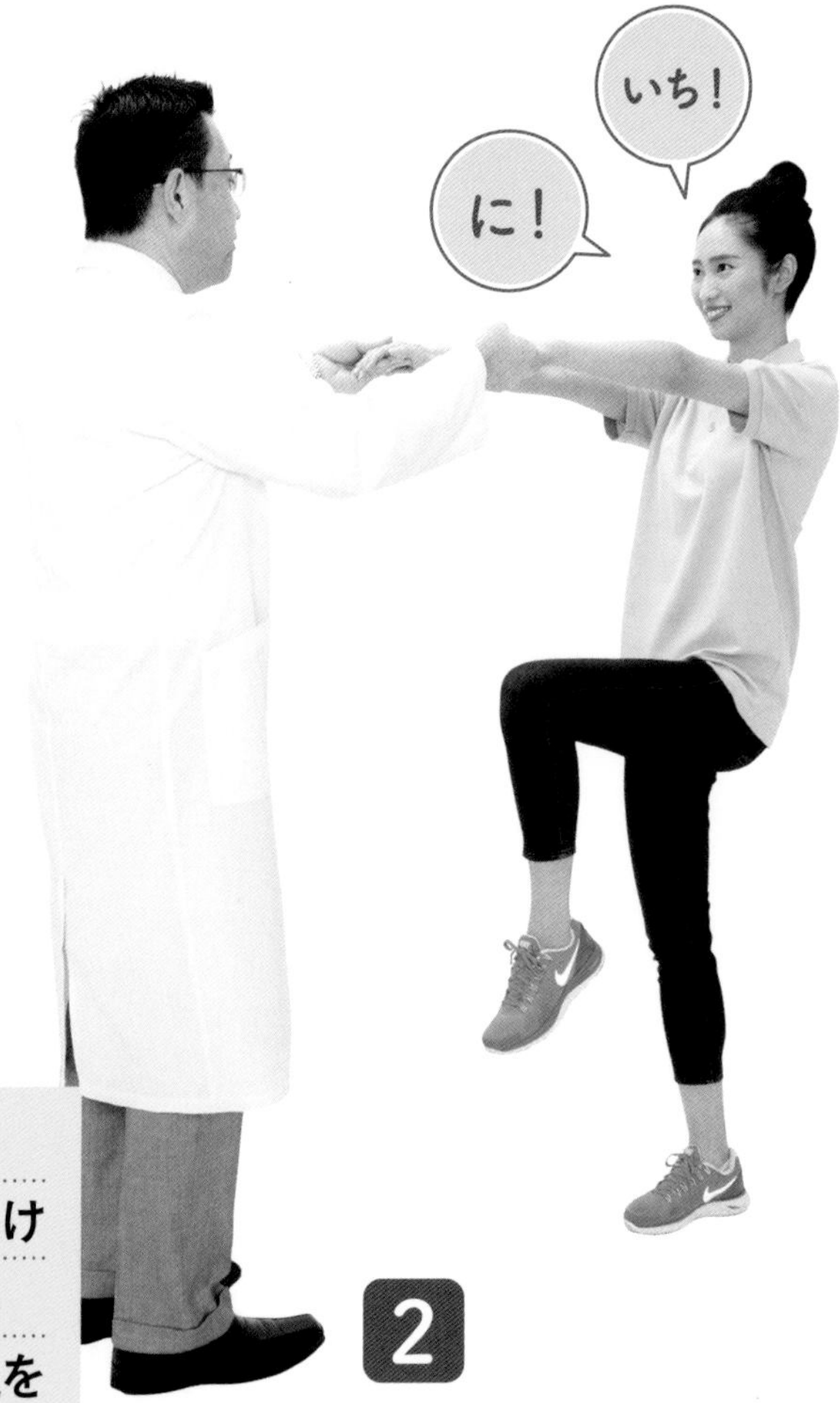

1

介助者に両手を支えてもらいながら、片足を上げる。目線はまっすぐ前に向けて、そのままの姿勢を15秒キープ

memo

- **太ももはできるだけ高く上げましょう**
- **やりにくいほうの足を多めにやりましょう**

2

足を入れかえて、同じく15秒キープ

慣れてきたらレベルアップ!

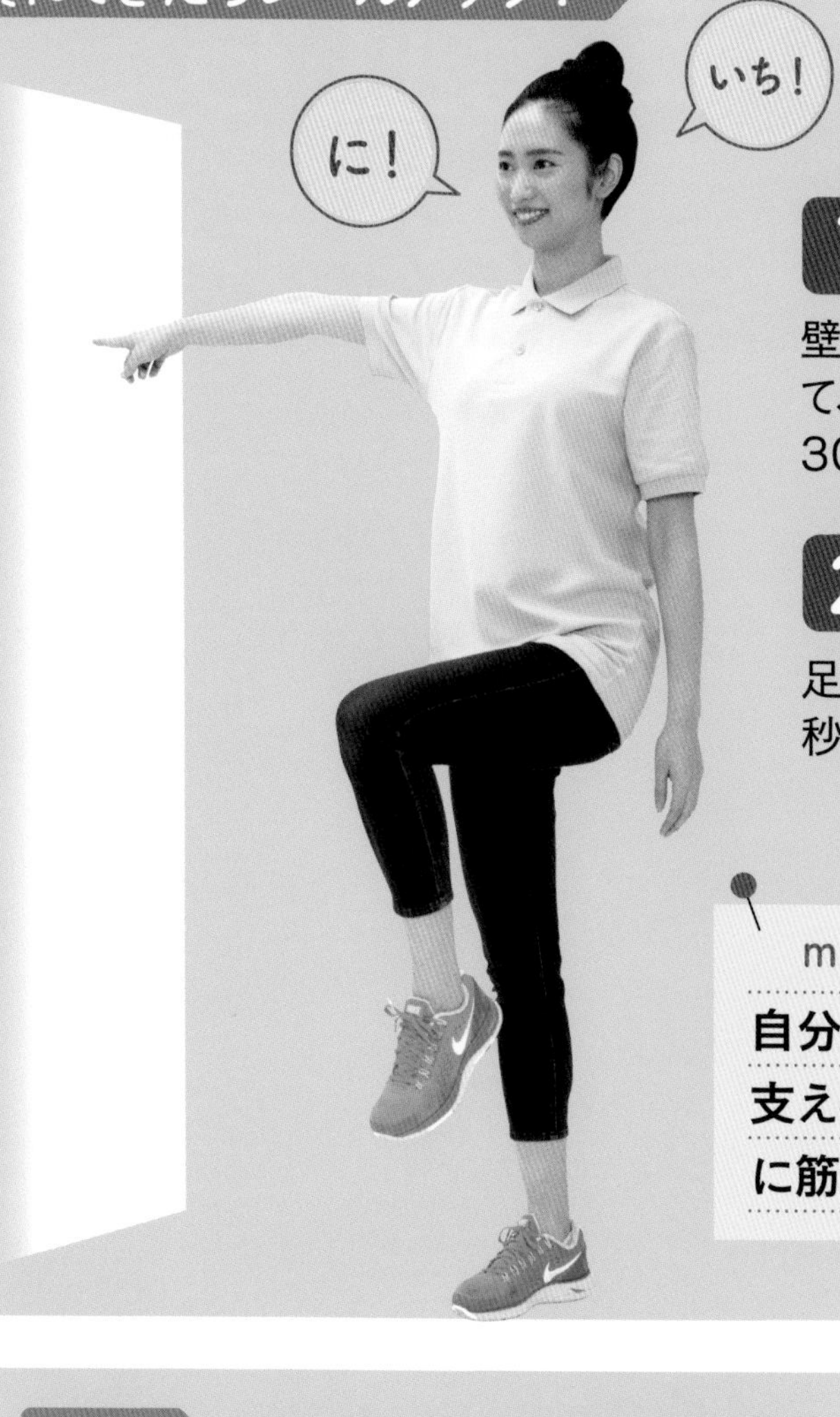

1

壁などに指を当てて、左足を上げて30秒キープ

2

足を入れかえて30秒キープ

memo

自分の指で体を支えることでさらに筋力アップ!

POINT 介助者と行なうのが理想的

慣れるまでは介助者をつけましょう。介助者がいない場合は、壁に片方の手のひらを当てて支えます

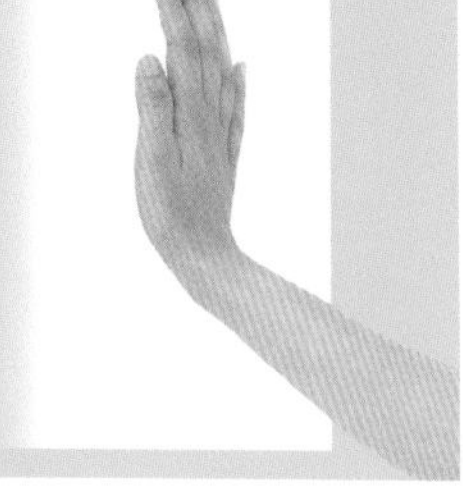

下肢筋力（下腿三頭筋）、深部感覚を鍛える

基本 7番 つま先立ち

筋力の衰えからくる
ふらつきを予防する

10回 2セット | 80歳以上は 1セット

こんな症状に効く

- 立ち上がったときにふらつく
- 歩行時にふらつく
- 筋力が衰え足がガクガクする

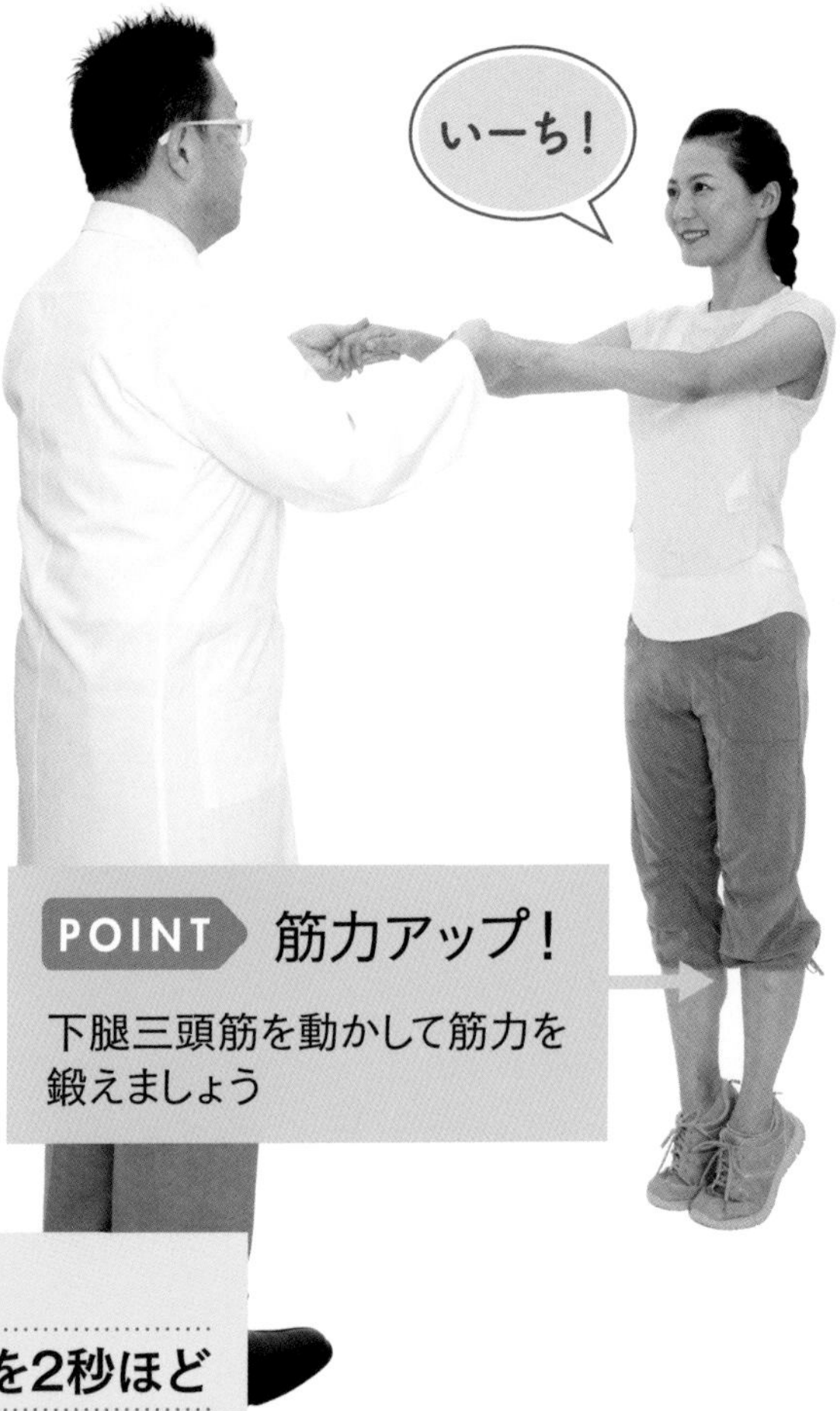

1

介助者に両手を支えてもらいながら、両足でつま先立ちをする。目線はまっすぐ

2

かかとを上げ下げする

POINT 筋力アップ！

下腿三頭筋を動かして筋力を鍛えましょう

memo

かかとを上げた状態を2秒ほどキープしてから下ろします

慣れてきたらレベルアップ!

1 壁などに片方の手のひらを当てて、つま先立ちをする。目線はまっすぐ

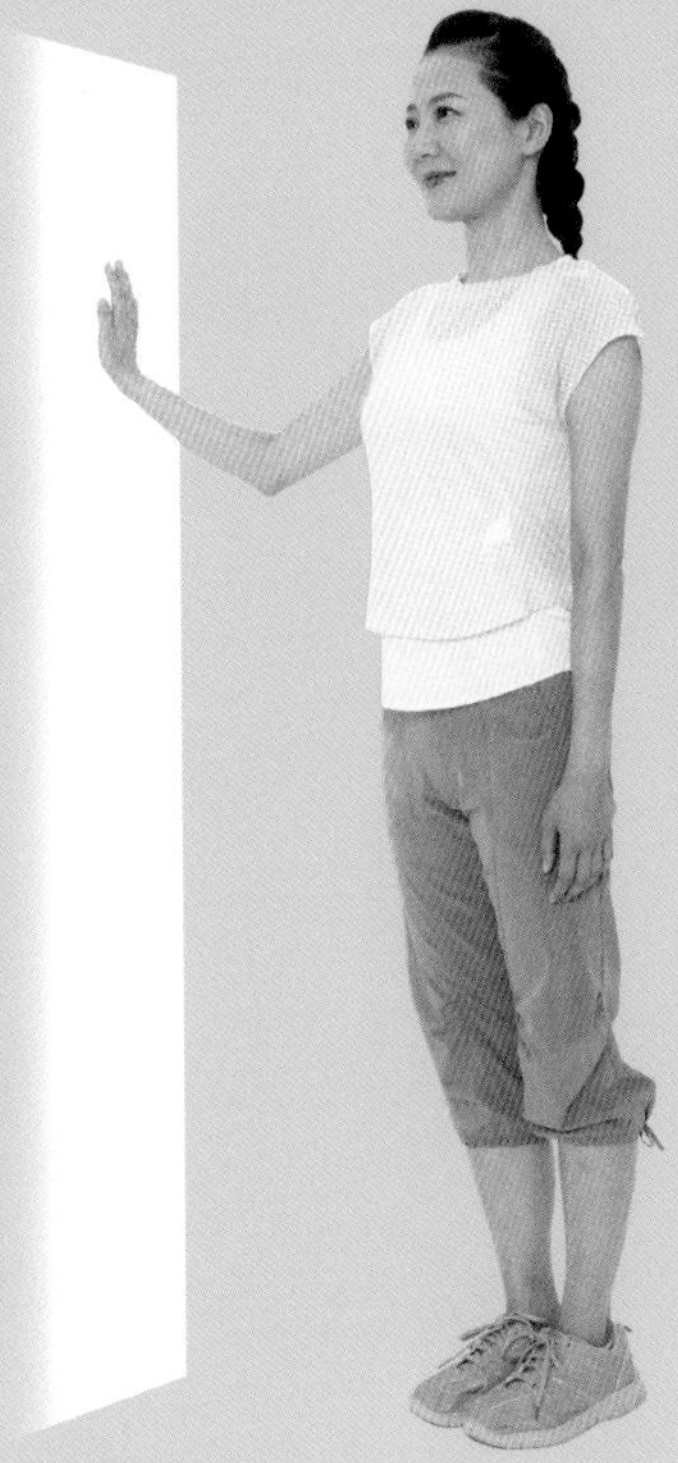

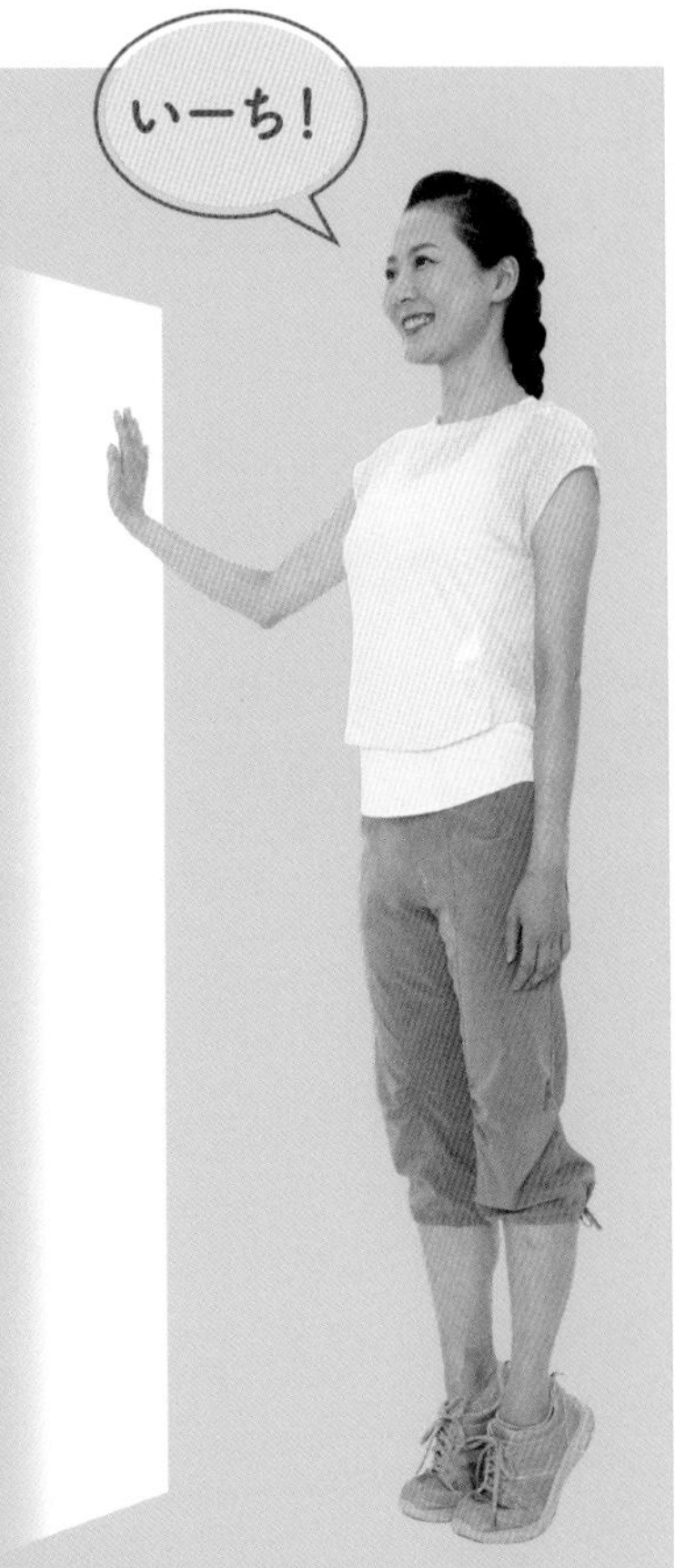

2 1秒に1回のペースで10回上げ下げする。3セット行なう

POINT かかとが充分に上がっていないと効果半減

慣れるまではかかとを少し上げるだけでもOKですが、少しずつしっかりと上げるようにしていきましょう

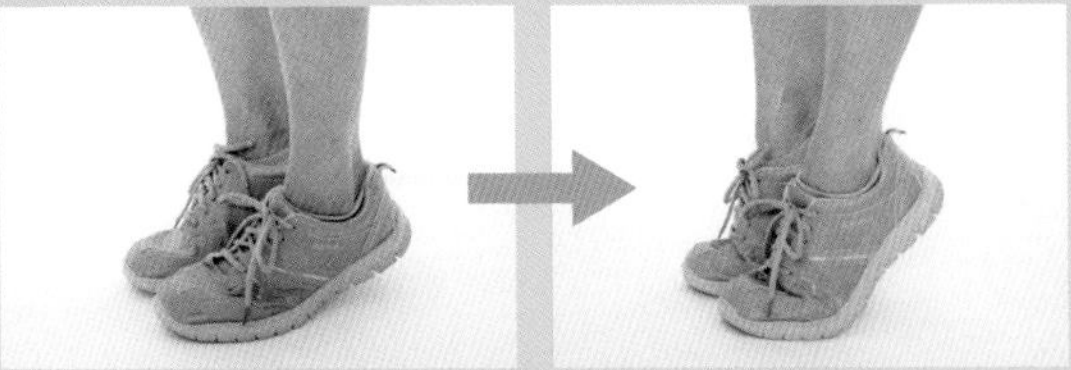

慣れたらかかとを上げていこう!

ふらつきがある、リハビリの効果を上げたい

症状別レッスン

ハーフターン（右）

※ハーフターン（左）も同様に行なう

歩いているときのふらつきを治す

連続**3**回

1 足を揃えて立つ

2 左足を前に出す

3 両方のつま先を回転軸にゆっくりと右側へ回転する

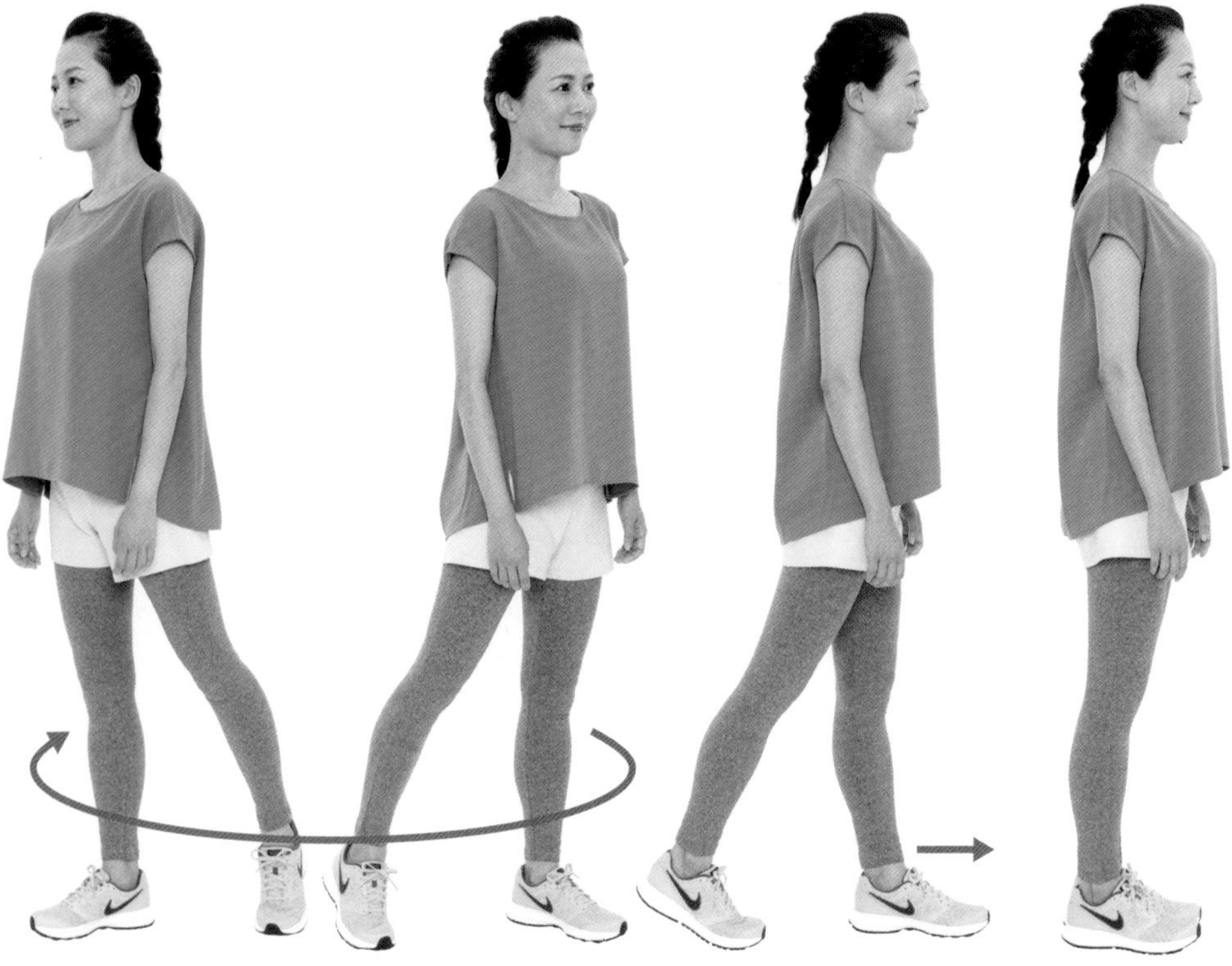

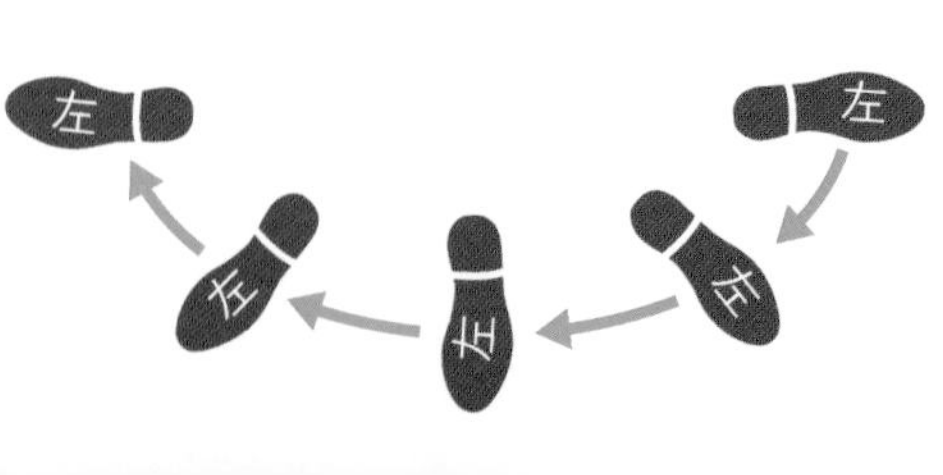

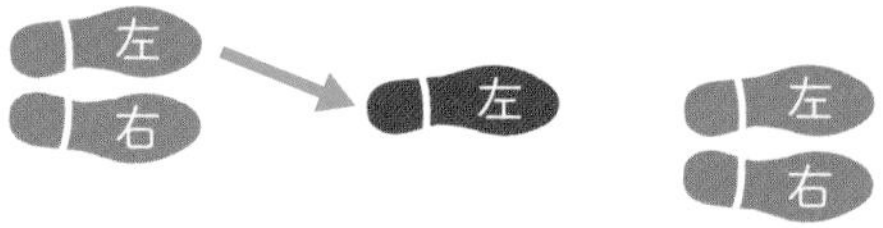

memo

左右のハーフターンをやってみて、やりにくいほうを多めにやりましょう

こんな症状に効く

- 角を曲がったり、方向転換するときにふらつく
- らせん階段でくらっとする
- 子どもと手をつないでいて体をふられるとめまいがする

NG

ハーフターン（右）は右回り、
ハーフターン（左）は左回り

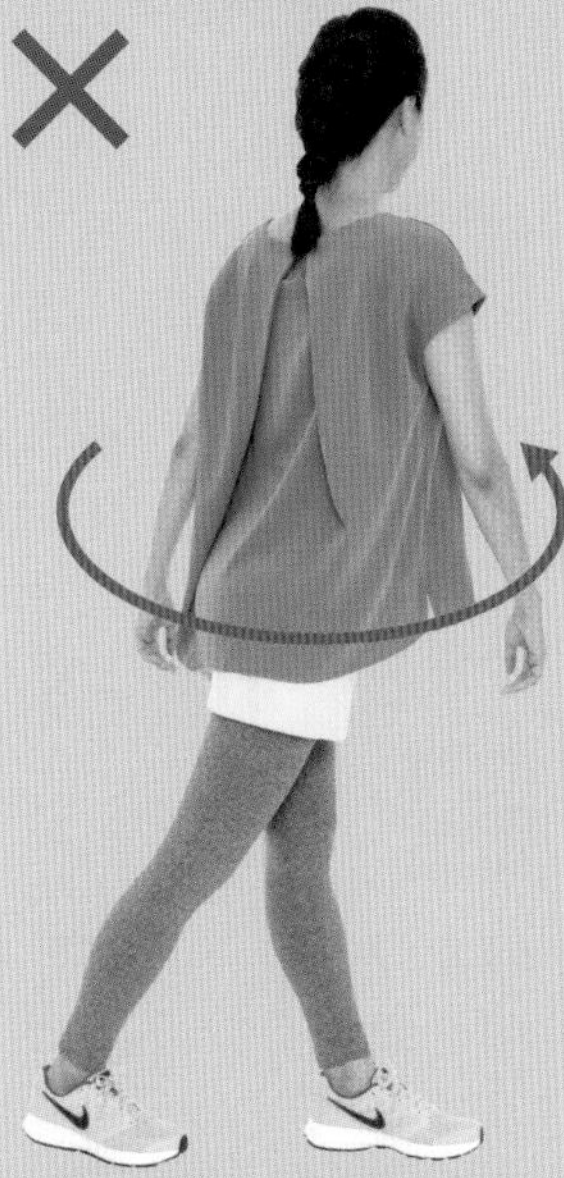

反対側に回転してしまわないように注意

4 左足を前に出す

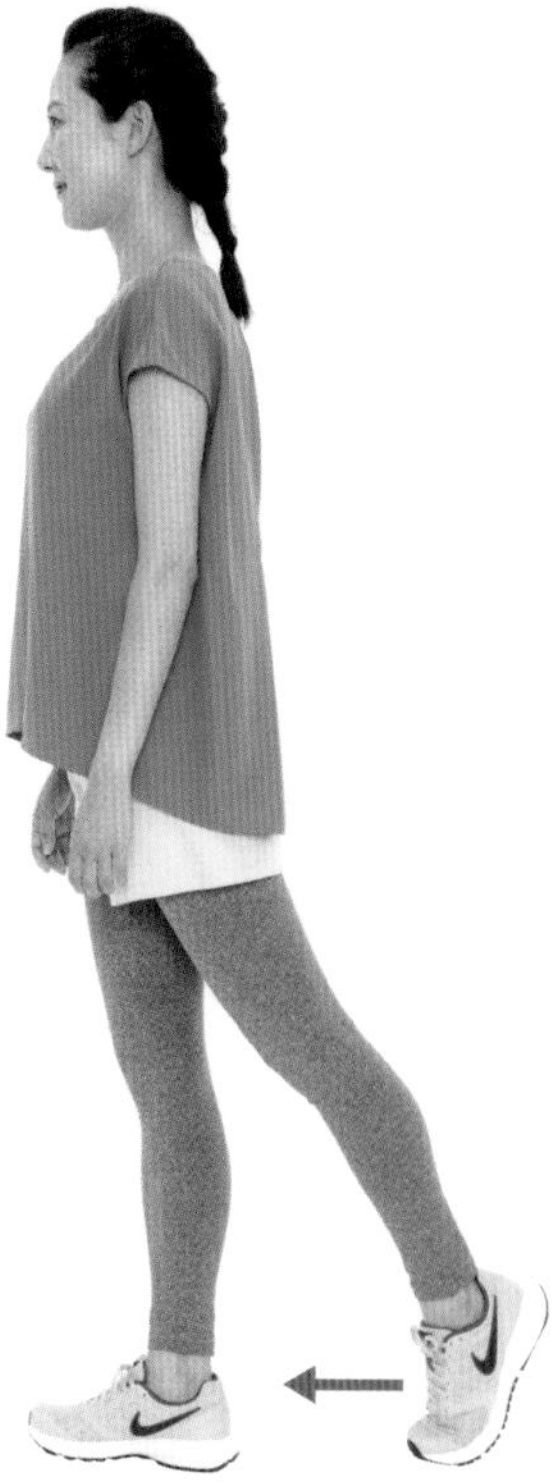

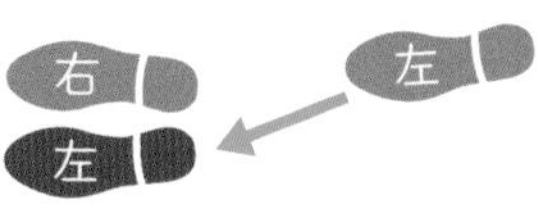

5 左足を右足に揃える

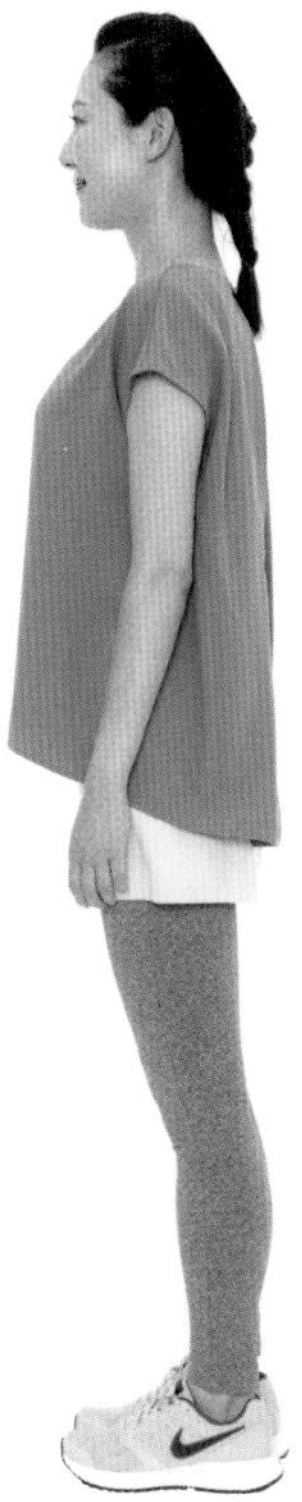

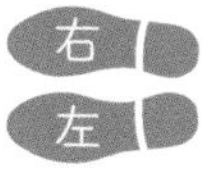

足の動きをチェック

良性発作性頭位めまい症と診断されたorその症状がある

症状別レッスン 寝返り

寝る、起きる、寝返りがラクになる

1回3セット

こんな症状に効く

- 就寝時、頭を動かすとくらくらする
- 美容院のシャンプー台や歯科医院の治療台でめまいがする

memo

高めの枕や厚めのタオルをしくのがおすすめ

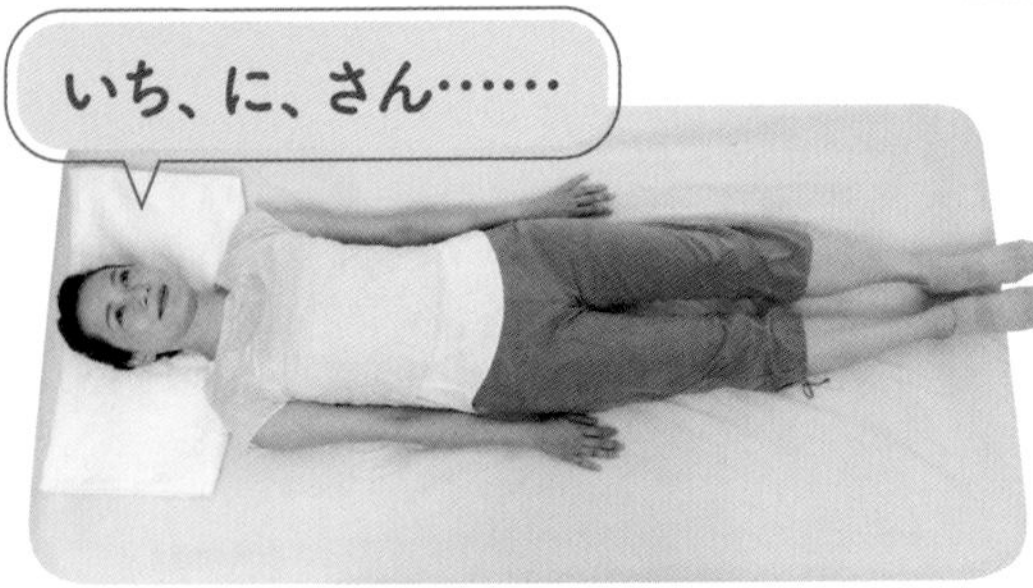

1

あお向けで横になり、ゆっくり10数える

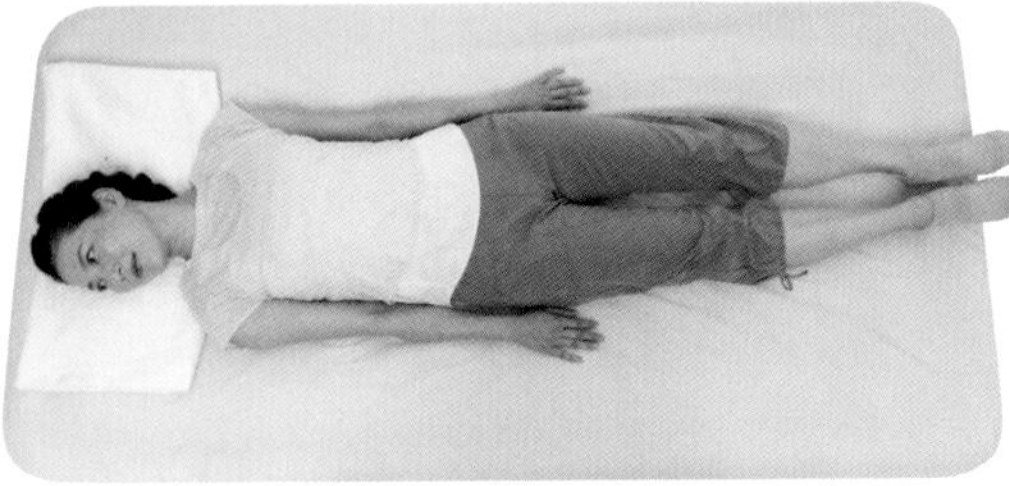

2

顔だけを右に向けて、ゆっくり10数える

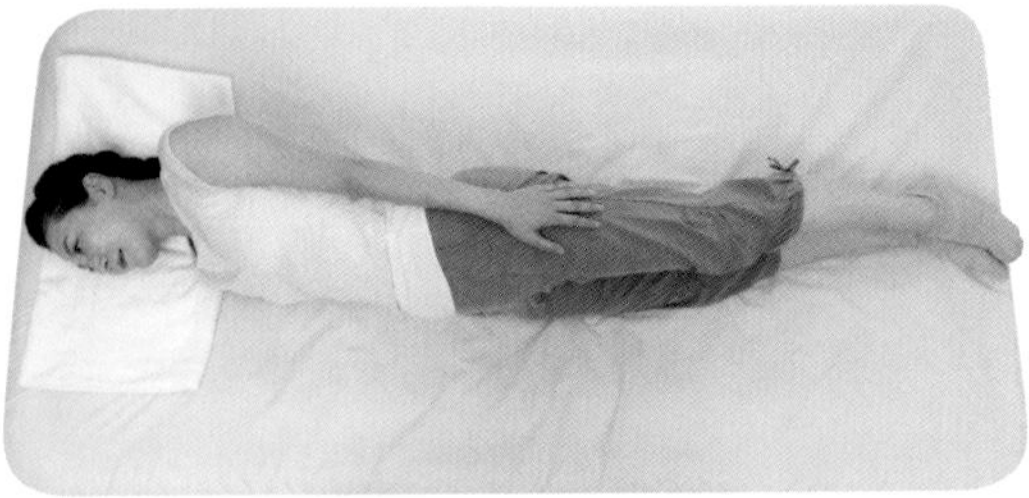

3

体全体を右に向けて、ゆっくり10数える

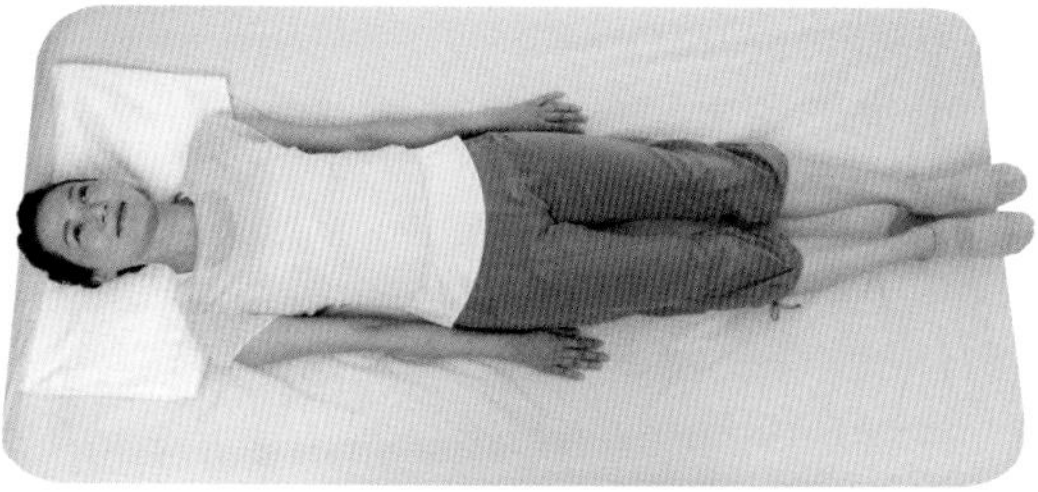

4

あお向けに戻り、
ゆっくり10数える

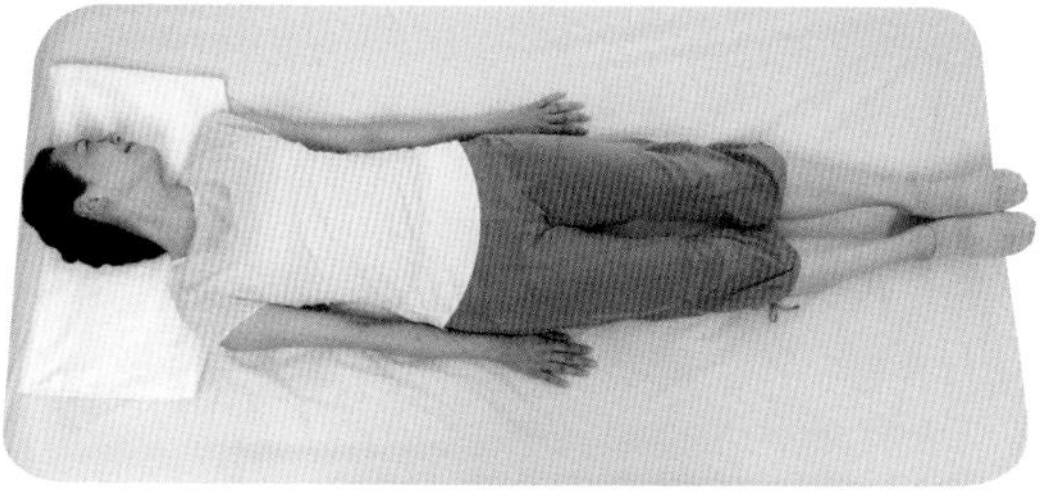

5

顔だけを左に向けて、
ゆっくり10数える

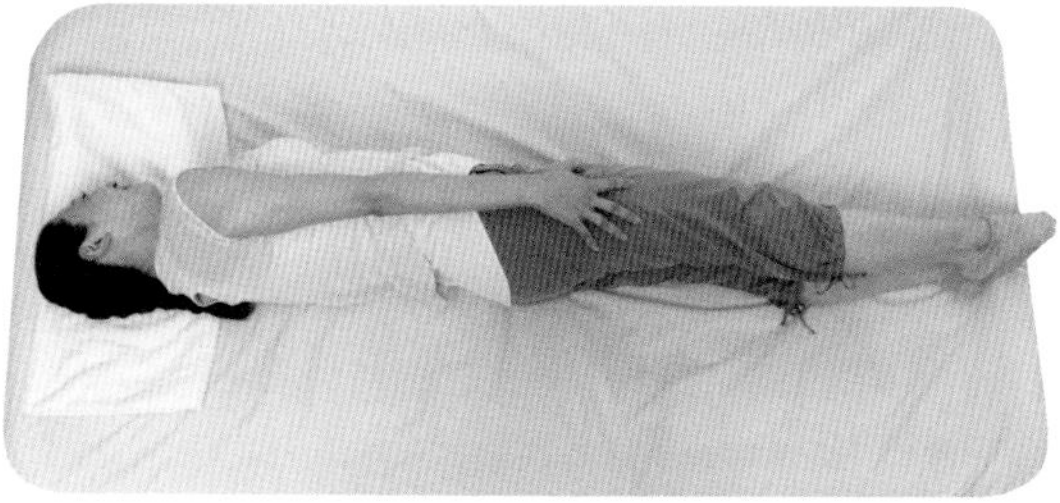

6

体全体を左に向けて、
ゆっくり10数える

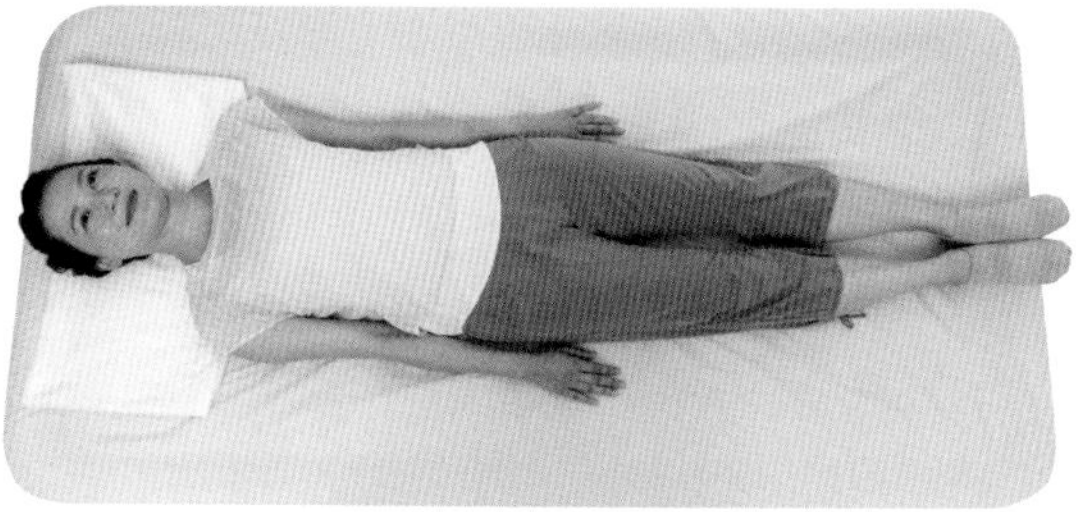

7

あお向けに戻る

memo

- 右向き〜左向きへと、必ず右からはじめましょう
- 腰が悪い人は、1 2 5 7 だけでOK
- 首が悪い人は、1 3 6 7 だけでOK

良性発作性頭位めまい症と診断され、頻回にめまいがする

症状別レッスン

座位ヘッドチルトホッピング

なかなか治らない
めまいを治す

10回

こんな症状に効く

- 就寝時、頭を動かすとくらくらする
- 寝た状態から起き上がるときにめまいがする

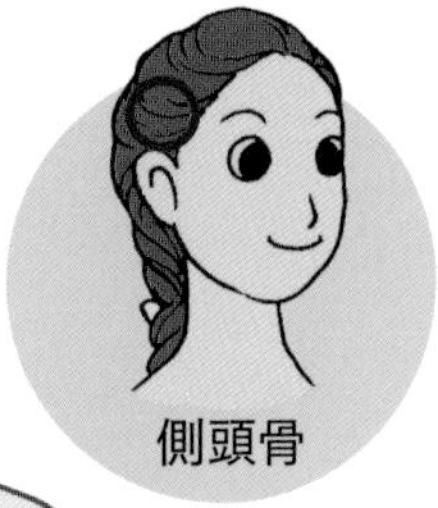

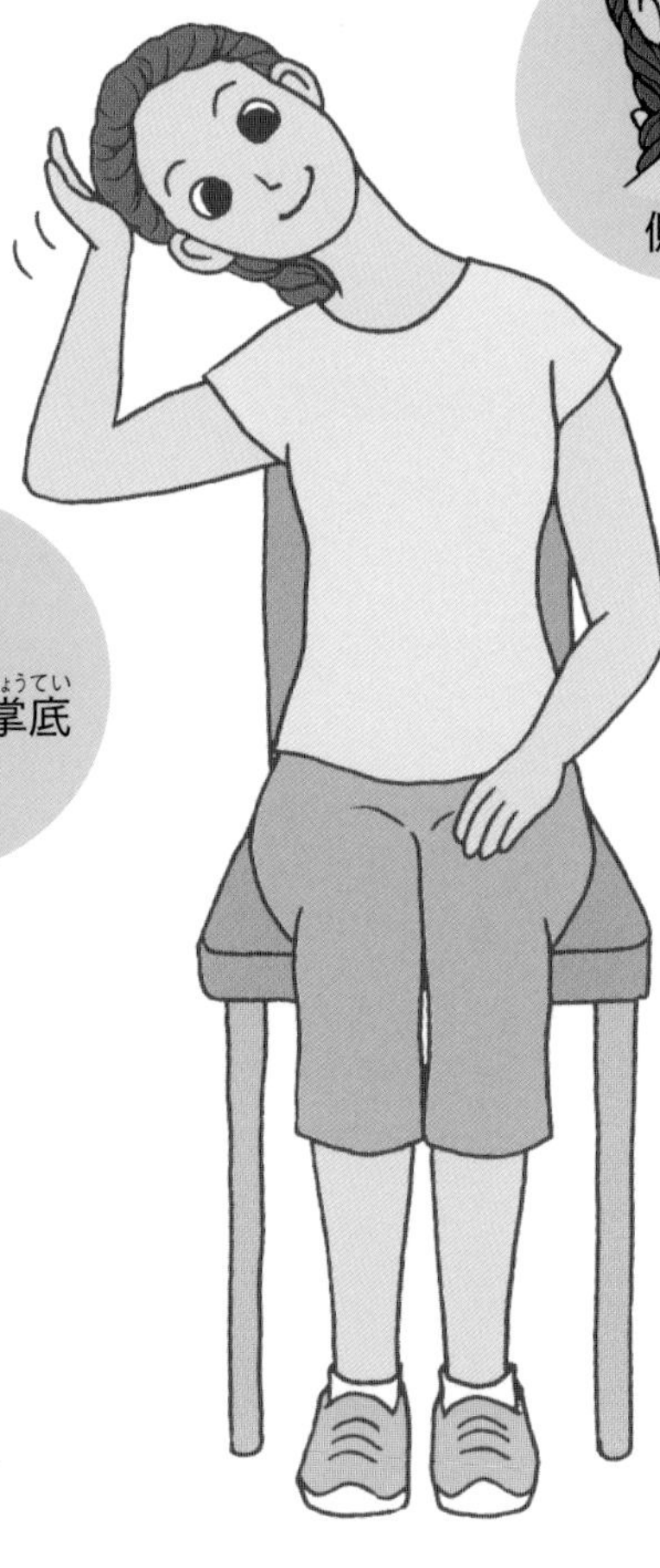

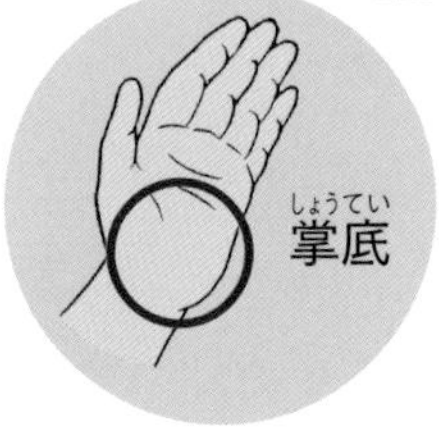

1

座った状態で
頭を右に傾ける

2

右側頭骨のあたりを
掌底で10回たたく

memo

耳のなかに入った水を抜くイメージで

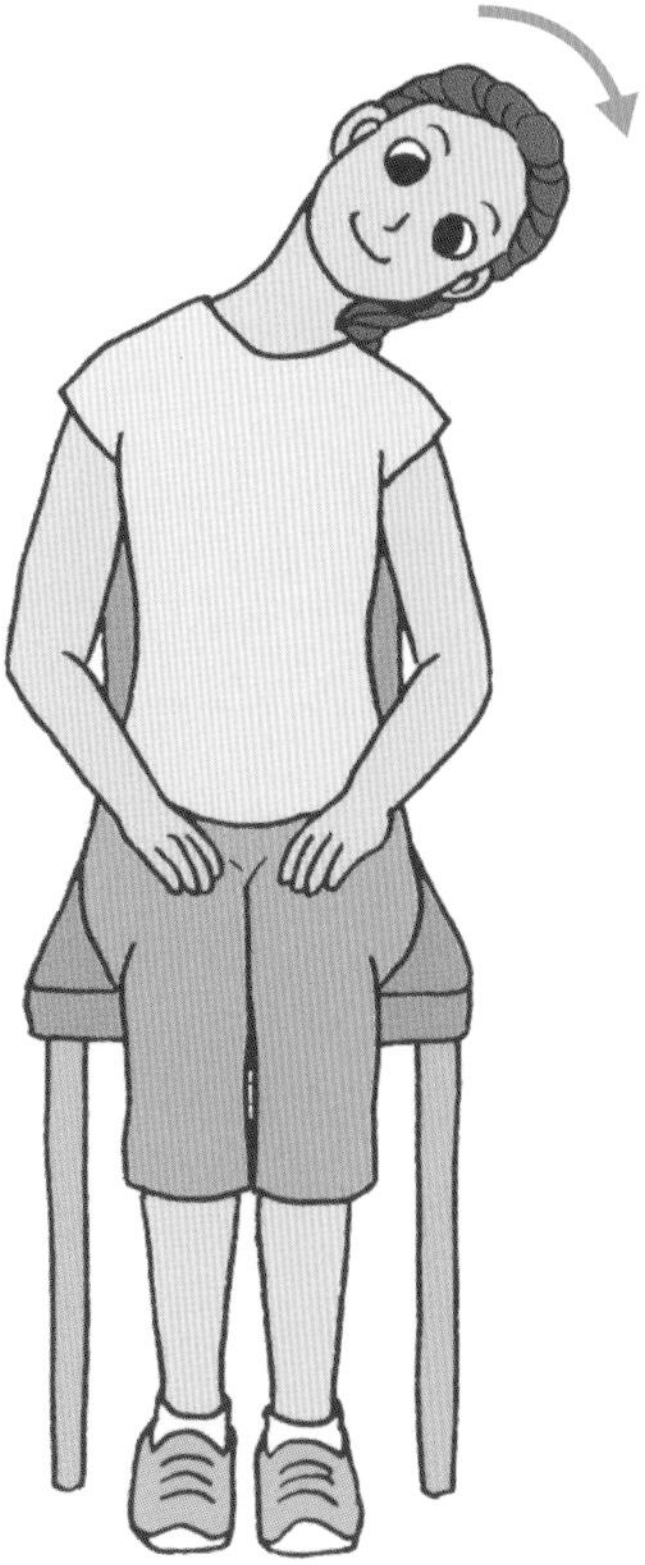

3 2を終えたら3分空けて、今度は頭を左に傾ける

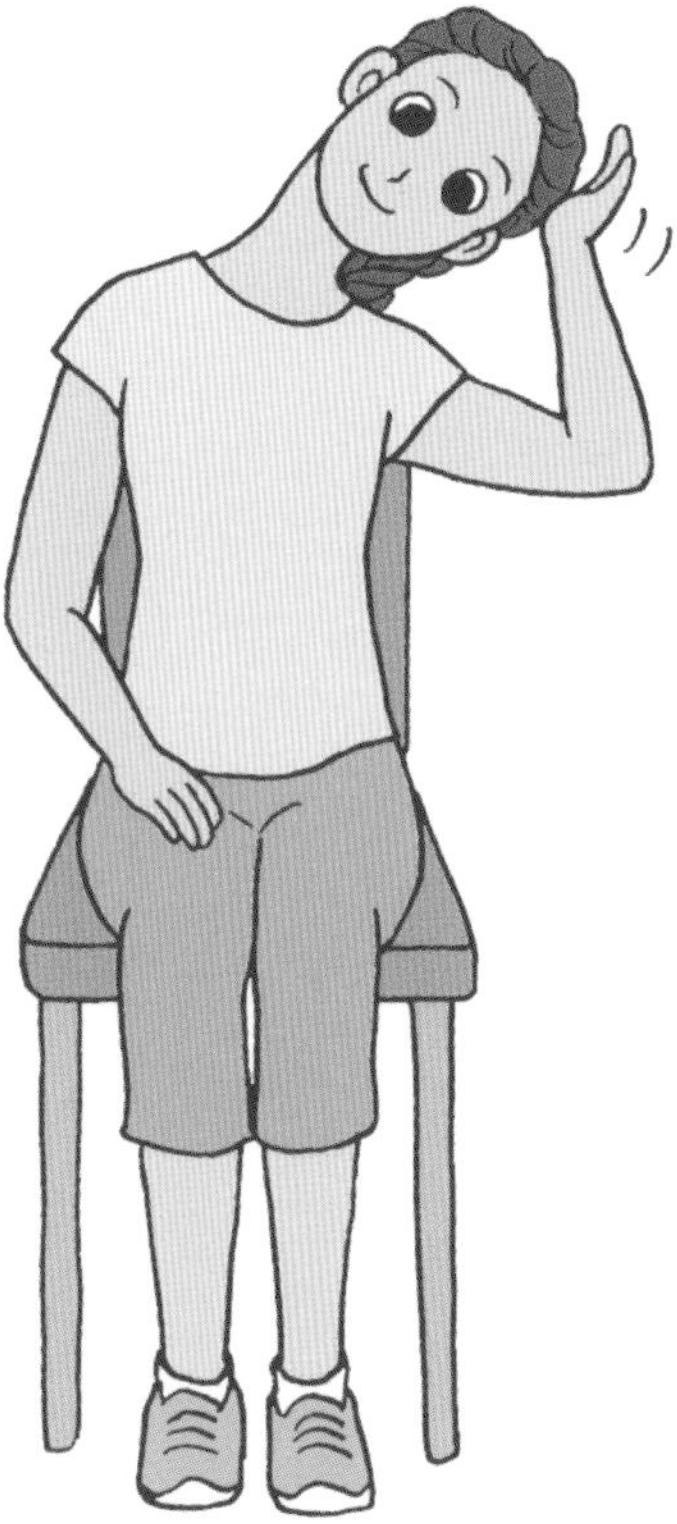

4 左側頭骨のあたりを掌底で10回たたく

POINT 左右ともに行なう

どちらの耳が悪くても、必ず左右両方行ないましょう。

前向きな心を育てる心のリハビリ

めまいやふらつきを本当に治そうと思ったら、その不安やつらさから目を背けずに、積極的にリハビリにとり組み続けることが必要になってきます。平衡機能は鍛え続けなければ衰えてしまいます。一通りのリハビリを終えたあとも、継続的に行なわなければめまいやふらつきは再発してしまうのです。

しかし、リハビリを行なっていると、

「本当に治るのか不安……」

「外出するのが怖い」

「めまいの発作で毎日つらくてどうしようもない」

というように悩むことがあるかもしれません。でも大丈夫。つらいのはあなただけではありません。めまい・ふらつきの人はみんな同じような悩みや不安を抱えています。

こういった苦しみは、「いまの症状を治そう」という前向きな心を育てることで解消していくことができます。では、どうしたらめまいやふらつきに負けない、前向きで強い心を手に入れることができるのか、具体的な方法をお話ししていきましょう。

①心を前向きにする言葉を唱えよう

39ページで**「めまいに負けない」「めまいを治す」と唱えてほしいというお話をしましたが、これは科学的にも有効であることがわかっています。**強い欲求や意志は、小脳のはたらきを活性化させ、学習能力を引き出します。つまり、リハビリをより早く覚えて確実にこなすことができるのです。前向きな言葉や強い意志によって、脳の認知(考えかた)も前向きなものに変化させる——。一種の認知療法といえるでしょう。

何事も前向きにとらえるということは、めまいやふらつきの症状を改善するだけでなく、これからの毎日を生きていくためにも非常に大切です。

「昔はよかったな」「できないことが増えていくばかりで楽しくない」「なかなか治ら

ない」「どうして私がこんな目に」などと嘆いていても仕方ありません。

私たちは歳を重ねるにつれて筋力が衰える、歩くのが遅くなる、白髪が増える……さまざまな変化を実感するでしょう。めまいやふらつきも衰えの1つです。こうした体の衰えを自然の摂理として受け入れる。そのうえで、衰えから生じる不自由をどうすれば減らしていけるのか。そんなふうに前向きに対処法を見つけ出すほうが、ずっと豊かな毎日を過ごせるでしょう。

②「今日の小さな幸せ」をメモ帳に書こう

1日1つで充分です。**その日にあった小さな幸せを手帳やノートなどに書いてみましょう。**内容はどんなささいなことでも構いません。「お昼に食べたうどんがおいしかった」「リハビリを頑張れた」「天気がよくて気持ちがよかった」など……。もちろん、1つ以上よいことがあった場合には思いつく限り書いても構いません。ただし、無理にたくさん書く必要はありません。

「小さな幸せ」としたのには理由があります。なぜなら、小さな幸せのほうが見つかりやすいからです。

この習慣は、脳内物質であるセロトニンを増やします。セロトニンは別名「幸せホルモン」とも呼ばれ、ストレスを軽減し、心に安心感や幸福感を与えてくれます。小さな幸せを毎日少しずつ書きとめることは、めまいやふらつきに伴ううつ症状を改善していく、大切なリハビリです。

③1日1分、好きな景色を見よう

人それぞれ、好きな景色があるでしょう。1日に1分、それを眺めてリフレッシュしましょう。

できれば海や山、野原や朝日、花畑のような自然の風景がおすすめです。見ることで心身がリラックスしたり、開放されるような感覚のあるものを選んでください。身近によい場所がないという人は写真などでも構いません。とくにおすすめしているのは富士山です。富士山は神様が宿る山として古来より信仰の対象となってきた山で、いまではパワースポットとしても人気です。四季ごとの富士山の写真や絵を飾れば、季節感を楽しむこともできます。

④友達と会話しよう

めまい・ふらつきの症状が出る人は、真面目で頑張り屋のタイプがほとんどです。そのため、ひとりの時間があるといろいろと考えすぎたり、悩みはじめてしまったりします。**仲のよい友達と会話したり、同じめまいをもつ人同士で悩みを打ち明けあったり情報交換するとよいでしょう。**直接会わなくても、いまはさまざまなＷｅｂツールがありますし、電話でも構いません。

また、感謝を伝える「ありがとう」という言葉もおすすめです。人になにかをしてもらったときに、きちんと口に出して感謝を伝えると、いったほうにもいわれたほうにもセロトニンが分泌されます。ぜひ積極的に「ありがとう」といってみてください。

前向きな心を育てるために

① 心を前向きにする言葉を唱えよう

②「今日の小さな幸せ」をメモ帳に書こう

③ 1日1分、好きな景色を見よう

④ 友達と会話しよう

前向きで
楽しい話を!

大事なのは
「100点をとろうとは
考えない」こと!

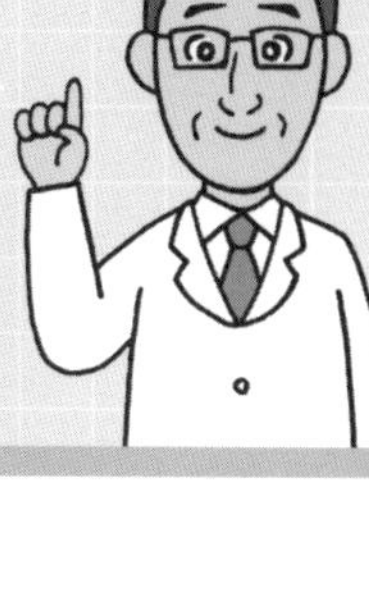

もともと20点、30点だった平衡機能を40点、50点、60点と少しずつ点数を上げていくのが、このリハビリの目指すところです

リハビリを中断する目安

リハビリの途中でめまいやふらつきの症状が出てつらくなる場合もあるでしょう。

基本的には、症状が出ても無理のない範囲でリハビリを続けます。めまいやふらつきのつらさに負けてリハビリをやめてしまっては、ずっと症状が治まらないからです。つらいリハビリをしっかり行なうことで、元気になれるのです。

また、なかには一時的に症状がぶり返したり悪化するケースもあります。しかし、心配はいりません。それは、久しぶりに運動をしたときの筋肉痛のようなもの。こうした時期を乗り越えれば、めまい・ふらつきに伴う諸症状が確実に緩和されます。

ただし、あまりにもひどい症状が起きたときに無理に続けるのは危険です。

激しいめまいやふらつき、吐き気などの症状が出た場合は、一度リハビリを中止し、症状が治まるのを待ってからリハビリを再開しましょう。

第3章

めまい・ふらつきと上手につきあう

めまい・ふらつきがある人は、症状の原因となる病気や日常生活のさまざまなシーンにおいて適切に対処・行動する必要があります。

そのためのポイントをお話しします。

めまい・ふらつきの原因となる病気

めまいやふらつきを改善するには、その原因をきちんと理解することも大切です。まだ原因がどんな病気かわからないという人は、診断チャートを試してみましょう。

めまい・ふらつき診断チャート

あなたのめまい・ふらつきの原因となる病気をチェックしてみましょう。

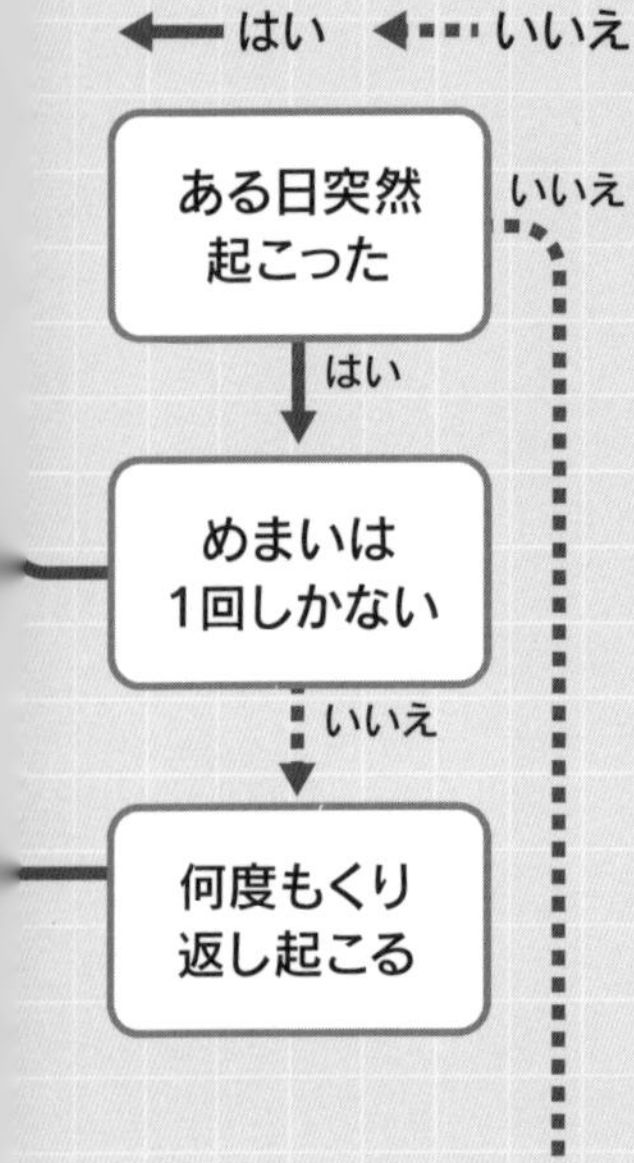

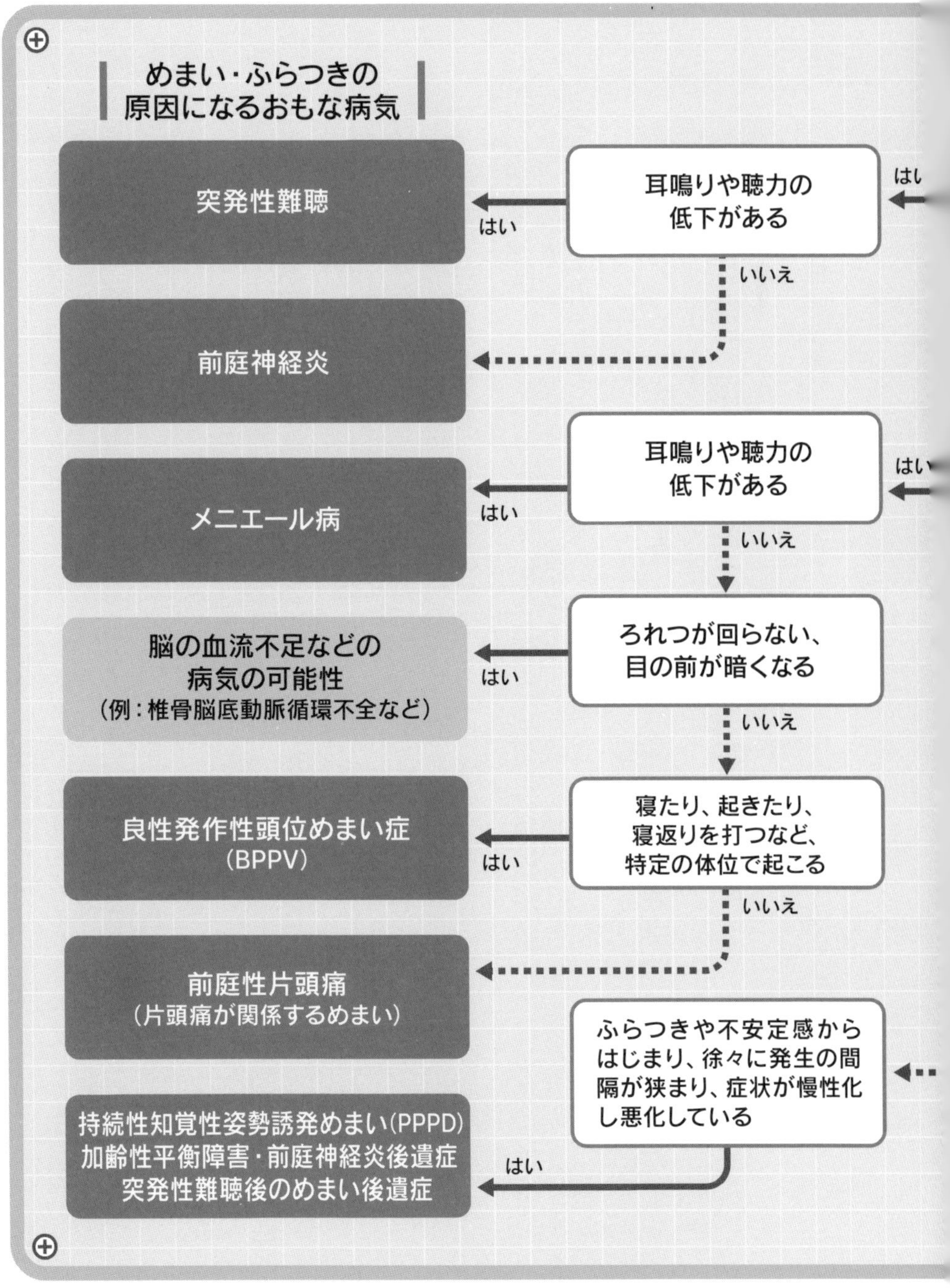

めまい・ふらつきの
原因になるおもな病気
突発性難聴
前庭神経炎
メニエール病
脳の血流不足などの
病気の可能性
（例：椎骨脳底動脈循環不全など）
良性発作性頭位めまい症
（BPPV）
前庭性片頭痛
（片頭痛が関係するめまい）
持続性知覚性姿勢誘発めまい（PPPD）
加齢性平衡障害・前庭神経炎後遺症
突発性難聴後のめまい後遺症
耳鳴りや聴力の
低下がある
はい
いいえ
耳鳴りや聴力の
低下がある
はい
いいえ
ろれつが回らない、
目の前が暗くなる
はい
いいえ
寝たり、起きたり、
寝返りを打つなど、
特定の体位で起こる
はい
いいえ
ふらつきや不安定感から
はじまり、徐々に発生の間
隔が狭まり、症状が慢性化
し悪化している
はい

めまいやふらつきを引き起こす内耳の左右差は、なんらかの病気によって生じることがほとんどです。つまり、それがあなたのめまいやふらつきの原因となる病気だということです。

ここであげた病気はめまい・ふらつきの原因となる代表的な病気ですが、この診断であなたの病気が確定するわけではありません。原因の可能性の1つとして頭のすみに置いておきましょう。症状が重い場合や、病名を確定したい場合は医師の診察を受けましょう。

ここからは、めまいやふらつきの原因となる代表的な病気について、具体的な原因や症状をお話しします。リハビリのとり組みかたや日常生活で気をつけるポイントなども解説しているので、症状改善の参考にしてください。

良性発作性頭位めまい症（BPPV）

良性発作性頭位めまい症（ＢＰＰＶ）は、耳に原因があるめまいの約45％を占めるもっとも多い病気です。頭を上下に動かしたり、体を横にしたり起き上がったり、寝返りを打ったときなどにめまいが起きます。

多くの場合、めまいは、数秒から数分で治まります。吐き気や嘔吐を伴うこともありますが、耳鳴りや難聴はありません。

原因は、内耳の耳石が剥がれて、三半規管に入り込むことです。寝たきり、運動不足、頭部打撲、慢性中耳炎、加齢などにより耳石が剥がれてしまうのです。

頭を動かすめまいリハビリ体操で、三半規管から耳石を出すことが肝心です。

骨密度が低下している人が再発しやすいので、**カルシウム**（小魚、牛乳、ヨーグルトなど）や**ビタミンD**（干ししいたけ、鮭、卵など）、**ビタミンK**（ホウレンソウ、ブロッコリー、納豆など）をとりましょう。

また、**寝る姿勢をどちらか一方向に決めない**、**高さのある枕を使用する**なども大事なポイントです。

1年後の再発率が20％と高い病気なので注意が必要です。

持続性知覚性姿勢誘発めまい（ＰＰＰＤ）・加齢性平衡障害

慢性ふらつきのおもな原因は、**持続性知覚性姿勢誘発めまい（ＰＰＰＤ）**と**加齢性平衡障害**です。

持続性知覚性姿勢誘発めまい（ＰＰＰＤ）は、２０１７年にバラニー学会であらたに定義されためまいの概念です。浮動性または不安定性めまいの症状がある、少なくとも2日に一度ふらつく、立位姿勢、体の動き、視覚刺激で増悪するなどの特徴があります。リハビリとともに認知療法、抗うつ剤治療が必要となります。

加齢性平衡障害は、耳石器障害のほか、加齢による三半規管や小脳の機能が低下、筋力の低下なども要因となります。病院を受診しても、とくにこれといった異常が見つからず「原因不明」とされることが多くあります。なかには、小脳の病気が隠れている場合もあるので、一度検査を受けることをおすすめします。

加齢性平衡障害の予防・改善には、とくにめまいリハビリ体操が役に立ちます。**小脳を鍛えるとともに、全身の平衡機能を高めましょう。**

メニエール病

「めまいがする」という話をすると「メニエール病？」と聞かれるほど、「めまい＝メニエール病」と誤解をしている人はいまだに多くいます。

しかし実際には、めまいの症状を訴える患者さんのうち、メニエール病であるケースはさほど多くなく、**めまい全体の5〜10%程度**にすぎません。

症状としては、激しい回転性のめまいが、数十分から数時間にわたって続きます。耳鳴りや難聴がどんどん悪化し、くり返しのめまいのほか、自律神経の機能の乱れによる吐き気、嘔吐など、さまざまな症状を伴います。

メニエール病は、内耳に内リンパ液が異常に増えて、水ぶくれになること（内リンパ水腫）で起こります。水ぶくれによって平衡機能と聴覚に異常をきたすのです。水ぶくれのおもな原因はストレスといわれています。

まずは、**早期に的確な診断を受けることが大切**です。これまで、メニエール病の治療は薬によるものが中心でしたが、２０１９年に**中耳加圧療法**という新しい治療法が加わりました。中耳加圧療法は、1回3分、1日2回の治療で中耳に圧を加えることで症状を改善するもので、保険適用となっています。ただし、治療はめまい専門医のいる病院に限定されます。

また、**男性は1日1・5ℓ、女性は1日1・2ℓ程度の水を摂取すると有効**です。体の外から多くの水分が入ってくることで、脳が「必要以上に体内に水分を蓄えておかなくてよい」と判断します。これによって、体内に水分を溜めるはたらきが抑制され、ストレスホルモン（抗利尿ホルモン）が低下し、水ぶくれができにくくなります。

メニエール病の人がめまいリハビリ体操を行なうときには注意が必要です。聴覚が変動している時期にリハビリを行なうと、めまい症状が悪化したり治りづらくなります。**めまい症状が落ちつきはじめてから行なう**ようにしましょう。

また、メニエール病の患者さんには、耳の治療だけをしても効果が見られない人が多くいます。それは病気の原因にストレスが大きく関与しているからです。このストレスは日常的なささいなものとは違い、うつに近いつらい状態です。めまい症状を改善するには、**耳の治療とともに、心を元気にする**ことも必要になってきます。

前庭性片頭痛（片頭痛が関係するめまい）

片頭痛は、頭の片隅が、脈打つようにズキンズキンと激しく痛む頭痛で、なかには両側が痛むこともあります。これが15年ほど続くとめまいを伴うことがあります。片頭痛は遺伝し、女性が男性の3倍とされています。

片頭痛の原因としては、頭部の血管が過度に拡張を起こすことによって痛みが出ると考えられています。ただし、詳しいメカニズムはまだ明らかになっていません。

前庭性片頭痛の人は、血管を拡張する**ポリフェノールが含まれる食品やチラミンを多く含むチェダーチーズなどは控えましょう。**人混みや光、音も発症の誘因になります。**外出時は薄い色のサングラスをかける**とよいでしょう。

片頭痛性めまいはメニエール病と誤診されることがよくあります。頭痛は、より重篤な病気の可能性もあるので、一度は専門医に診察してもらったほうが安心です。受診の際は、めまいについても医師に伝えてください。

前庭神経炎

前庭神経炎は、内耳から脳へ情報を伝える前庭神経に、何らかの原因で障害が起きて、突発的に激しいめまいが起こる病気です。激しい回転性のめまいが特徴で、入院治療が必要です。

めまいが数日から1週間ほど続くことが多く、歩行は不可能です。吐き気、嘔吐、冷や汗を伴う一方、難聴や耳鳴りといった症状は現れません。さらに、めまいの発作が治まってからもリハビリを続けないと、前庭神経炎後遺症を改善できません。めまいをくり返すことがあるのです。

前庭神経炎は、ウイルス感染が原因という説もありますが、正確には明らかになっていません。

身動きがとれないほどの症状に見舞われるため、安静にしながら入院治療を行なうのが一般的で、薬による治療が中心です。

急性期のめまいが治まったらぜひリハビリを行ないましょう。

めまいを伴う突発性難聴

「突発性難聴」という名前のとおり、ある日突然、片方の耳が聞こえにくくなります。徐々に聴力が落ちるのではなく、前ぶれもなく急に症状が現れるのが特徴です。耳鳴りや耳の詰まりを感じたり、激しい回転性めまいを伴うことも多くあります。初期症状はメニエール病と似ていますが、大きなめまいと聴力低下は一度しか起こりません。

ただし、その後、めまいやふらつきが起こることは多々あります。

突発性難聴の原因は、明らかになっていません。

突発性難聴は時間との勝負なので、発症後2週間以内に耳鼻咽喉科で診察を受けましょう。発病してから3、4週間ほど放置すると、聴力の回復が難しくなります。

治療はまずは聴力改善のための薬物治療が中心です。**心身ともにしっかり休ませて、難聴治療が一段落したら、リハビリをスタートさせましょう。**

めまい・ふらつきの前兆を知って発作を回避する

リハビリを実践するうえで、心得ておくとよいことがあります。

めまいの患者さんの話を聞いていると、めまい・ふらつきには共通する前兆があります。代表的なものは次の7つです。このような兆しが現れたら用心しましょう。

1　耳鳴り・耳の詰まった感じがいつも以上に強い
2　ふらつきやすい、乗りものに酔いやすい
3　吐き気や軽いむかつきがある
4　ストレスが過度にかかっている状態が続く
5　後頭部が重く感じる
6　首・肩のこりがいつも以上にひどい

7 生あくびが止まらない

ただし、めまい・ふらつきの前兆は人によって違います。大事なのは、**自分のめまいが起こるときのサインを知っておく**ことです。

そのためには、めまい・ふらつきが起こる前にどんな体調だったのか、そのときの状況をふり返ってみて、思いつくかぎりメモをとってみるとよいでしょう。そのうちに、「これはめまいが起こるかもしれない」と、自分で気づけるようになります。

そんなふうに自分に起こるめまい・ふらつきの前兆を把握すれば、発作の危険を感じたときに、外出を控える、車の運転を控える、薬を飲むといった、しかるべき対応をとることができます。

めまい・ふらつきの予兆を感じても、怖がることはありません。発作に向けて準備・予防をすることができるのですから、むしろ安心してよいのです。後ろ向きに考えず、**「めまい（ふらつき）に負けない！」**と唱えるのもよいでしょう。吐き気などがある場合は安静にしてください。

めまい・ふらつきを起こす9つの日常要素と対処法

めまいの症状を改善するために、日常生活のなかにある、めまいやふらつきを起こす原因を理解しておくことも大事です。

みなさんの身の回りのどんなことがめまいやふらつきを引き起こすのか、その理由と対処法もお話ししましょう。

①人混み

めまいに悩む人は、大勢の人が行き交うような混雑している場所が苦手です。

なぜなら、こうした場所では周囲に気を配る必要があるので、目をきょろきょろと動かしたり頭を左右に動かすことが一種の刺激になり、平衡機能の不安定を助長するのです。

外出しても大丈夫かどうかの判断基準として、外出前に、リハビリの**5番 50歩足踏み**を試してみてください。体が左右90度以上ずれてしまった場合は、外出を控えましょう（詳しくは１０４ページ参照）。

どうしても外出しなければいけない場合は、次のことをおすすめします。

・誰かに同伴してもらう
・時間に余裕をもって出かける
・目を休ませるために、小刻みに休憩を入れる
・もしものときのために、処方薬を携帯する

根本的な対策としては、やはり、日頃からめまいリハビリ体操を実践することが第一です。人混みには、とくに**1番 ゆっくりヨコ**が有効です。

②風邪などの体調不良

体調不良になると、めまいが出やすくなったり悪化しやすくなったりします。なかでも、風邪は代表的な体調不良の1つです。とくに高熱が出ると、体がふらふらしがちで、めまいやふらつきを起こしやすくなります。

風邪予防として誰もが簡単にできることは、**マスク、うがい、手洗い、充分な睡眠**でしょう。当たり前のことのようですが、毎日、この3つすべてを欠かさず行なうのはなかなか難しいものです。ですが、これらを行なうことは風邪だけでなくさまざまな感染症から身を守る術になります。とくに、高齢の方は日頃から意識的に行なってほしいと思います。

もし風邪を引いてしまった場合には、無理をしないで体を休めるのが第一です。風邪でつらいときにはリハビリを一時休んでも構いません。まずは風邪を治してから、リハビリを再開しましょう。

③気圧の変化

気圧が変化すると、内耳にある「気圧センサー」が敏感に反応し、耳が詰まった感じがしはじめます。具体的にいうと、新幹線のトンネルの出入り、飛行機の離着陸といった場面では要注意です。

ほかにも、低気圧の接近時や寒冷前線が通過するときにはめまいが起こりやすくなります。

いずれのケースでも、耳が詰まった感じがしはじめたら、充分に用心してください。

気圧の変化への基本的な対策は、**「耳抜き」**（鼓膜の内側と外側の圧力差を解消）をすること。ツバを飲み込む、アメをなめる、ガムをかむといった行動が有効です。

しかし、低気圧や寒冷前線といった自然現象は、避けることは難しいでしょう。対策としては、**睡眠をしっかりとって体調をととのえる**ことがいちばんです。

体調が悪い場合、天気予報などで気圧の変化が予測できる日には、遠方への外出や車の運転は避けるのが賢明でしょう。

めまいリハビリ体操をしっかり行なうことも意識しましょう。

このような気圧の変化には、**リハビリの2番 ふり返る、3番 上下、5番 50歩足踏み**がとくに効果的です。

④精神的ストレス

精神的ストレスはめまいを招く大きな要因です。子育ての悩み、人間関係のもつれ、身内の介護、親しい人の死など、私たちが生きていくうえでは、どうしてもストレスが生じます。

引っ越し、結婚、離婚、あるいは、新しい職場、学校など、さまざまな生活環境の変化なども、大きなストレスになるでしょう。

ストレス解消のためには**気晴らしとなる楽しい会話**をするのがよいでしょう。食事の面では、**ハーブティー、ココア、牛乳**といった、気持ちをリラックスさせてくれる飲みものもおすすめです。

また、**「トリプトファン」と呼ばれるアミノ酸を多く含む乳製品、赤身の肉や魚、ナッツ類、大豆製品をとる**こともおすすめです。トリプトファンは、脳内物質のセロトニンの原料になるといわれます。セロトニンは精神の安定に大きな影響があるとされていて、気持ちの落ち込みを和らげてくれます。

⑤多忙な生活

過度に忙しいこと自体が大きなストレスなので、めまいになりやすい状況です。しかしながら、渦中にいるときは意外と気が張っていて、なんとか乗り切れたりするもの。大変な状況が落ち着いたタイミングが落とし穴なのです。緊張が途切れると、過労によって、めまいの発作が出やすくなります。

具体的には、帰省シーズン、行事を終えたあと、あるいは、大きな仕事をやり遂げた、受験を終えた、そのほか、ストレスになるようなイベントを終えたタイミングなどが挙げられます。

めまい対策としては、とにかく**無理をしない**こと。とくに、めまいになる人は頑張り屋の人が非常に多いのです。「頑張りすぎはめまいになる」と心得ましょう。まずできることとしては、**どんなに忙しくてもしっかりと睡眠をとる**ことです。

1日の疲れは、その日のうちに解消するのが大原則です。そのためには、睡眠を削ってはいけません。

⑥女性ホルモンの変化（月経・更年期）

めまいに悩む患者さんは、男性よりも女性のほうが圧倒的に多い傾向があります。大まかな比率としては3対1ほど。そして、女性の患者さんのなかには、女性ホルモンの変化が影響しているケースがしばしばあるのです。

では、どうして女性ホルモンによって、めまいが起きてしまうのでしょうか。

女性の体は月経周期によって女性ホルモンのバランスが変わります。また、更年期を迎えると女性ホルモンの分泌量がガクンと落ちて、体質が大きく変化します。めまいも女性ホルモンのバランスが崩れたときに起こる症状の１つです。

女性ホルモンの乱れが原因のめまいを予防するためには、**規則正しい生活を送り、体を冷やさない**よう注意することが大事です。そして、**睡眠をしっかりとり、疲労やストレスを溜め込まない**よう気をつけましょう。

リハビリをしっかり行なうことはもちろん、月経前後に不調が出やすい、更年期の症状が重いといった人は、我慢せずに、処方された薬を適宜服用するとよいでしょう。

⑦睡眠不足

めまいやふらつきにとって睡眠不足は大敵です。

もっとも、めまいやふらつきに限らず、睡眠不足は健康を害する大きな要因です。なぜなら、睡眠には、１日の心身の疲れを回復させる役割があるからです。睡眠不足が続けば、日々の疲れが充分に回復しないまま蓄積してしまいます。

では、具体的にどのぐらい睡眠時間をとればよいのでしょうか。

必要な睡眠時間には個人差があるので一概には答えられません。目安としては、**日中に眠気が起こらなければ、適度な睡眠時間をとれている**と判断してＯＫです。

また、睡眠時間自体は確保しても、めまいの悩みから精神的な不安がふくらんで、不眠になりがちな人も少なくありません。そういった人は、適宜、睡眠導入剤などを処方してもらうのもひとつの方法です。

しかし、めまいやふらつきの患者さんの場合、睡眠導入剤を飲んでも効かないケースがあります。めまいやふらつきの患者さんは不安がとても強い傾向にあるためです。

私が不眠に悩む人に対してすすめているのは、次の５つの習慣です。

・昼寝は最大30分まで
・夕食は就寝３～４時間前に食べる
・就寝直前に入浴しない
・就寝前にカフェイン入りの温かい飲みものを飲まない
・布団に入ったら悩んだり考えたりせず寝ることに集中する

また、日々の不安を解消するためにおすすめなのが暗示です。

人間はよい暗示にも悪い暗示にもかかります。**「私はめまいに負けない！」「私はめまいを治す！」**といったように、よい暗示をかけ、ぜひ口癖にしてください。

⑧飲　酒

患者さんから必ずといってよいほど聞かれるのが「飲酒や喫煙は続けてもよいですか」という質問です。

まず、アルコールには小脳の機能を抑制するはたらきがあります。健康な人であっても飲みすぎれば、ろれつが回らなくなったり、足元がおぼつかず千鳥足になったりします。また、アルコールが血液にのって内耳のリンパ液に届くと、リンパ液との重さの違いからめまいを引き起こすことがあります。

アルコールの**飲み過ぎにはくれぐれも気をつけ、たしなむ程度にとどめましょう。**

とくに体調がすぐれないときは、飲酒を控えたほうがよいでしょう。

⑨喫煙

これまで喫煙していた人は、これを機にぜひ禁煙してほしいと思います。なぜなら、**喫煙は確実にめまいやふらつきを悪化させる**からです。

これには２つの大きな要因があります。

まず、タバコに含まれるニコチンは全身の血管を収縮させ、血流を妨げるはたらきがあります。内耳に血液を送り込む血管があるのですが、これは髪の毛１本ほどの太さです。細い血管ほどニコチンの影響を受けやすいため、内耳へと続くこの血管は、ニコチンによってたやすく収縮してしまうのです。

さらにタバコの煙には一酸化炭素が含まれます。一酸化炭素は酸素が赤血球と結合することを妨げ、結果として脳や内耳への酸素の供給が減り、めまいが起こりやすくなるのです。

第4章

自宅でリハビリを続けるコツ

めまいやふらつきのための薬やよい医師の見つけかた、日常生活にある不安や危険への対処法を知っていれば、自宅でも安心してリハビリを続けることができます。

薬とのつきあいかた

めまいの原因となる病気の治療については、基本的に薬物治療が中心です。これに伴い、めまいの症状についても、薬で緩和できる場合が多くあります。

薬物治療は、めまい専門医に限らず一般的に行なわれている治療法ですが、リハビリを含め、薬を使った治療法以外はあまり普及していないのが現状です。めまいのリハビリを指導している医師は非常に少ないのです。

しかし、すでにみなさんもおわかりのとおり、前庭神経炎やくり返す良性発作性頭位めまい症などのなかなか治らないめまいの治療は、**薬だけでの治癒は望めません。**

さらに、薬の効きかたは、人によってさまざまですから、よく効く人もいれば、まったく効かない人もいます。

私自身は、めまいの治療はリハビリをメインに据えて、必要に応じてめまいの西洋薬や漢方薬などの薬を並行して処方しています。めまいの薬には、めまいそのものに効果を発揮するものとめまいに伴う精神症状に効果的なものがあります。

もちろん、医師によって薬に対するスタンスは異なります。私と違う考えかたを否定するつもりはありません。しかしながら、少なくともこの本を読んでいるみなさんには、**薬を飲むだけでなく、リハビリにとり組んでほしい**と願っています。それは、私が、自分自身も含めて、外来で延べ25万人以上のめまいに悩む患者さんをみて実践してきたからこそ自信をもっていえることなのです。

一方、「薬はいつまで飲めばよいのでしょうか」という質問もよく受けます。

薬は使わないに越したことはない、というのが本音ですが、めまいのもととなる病気の種類や程度によって判断は異なります。再発のしやすさも人それぞれです。

ただし、めまいで処方される薬は、問題となるような副作用のあるものではありません。ですから、長期間飲み続けても心配は無用です。とくに薬によって安心を得られる人は、どうぞ薬を怖がらずに飲んでください。**薬とうまくつきあいながら、自分自身の力で治す。**これがめまい治療の理想といえるでしょう。

信頼できる医師の見つけかた

この本を読んで「リハビリでめまいを治そう」と思ってもらえれば、それが私の本望です。しかし、最初のめまい発症から1週間もたつと、検査での所見が大きく変わってしまうことがあり、正しい診断が難しくなります。また、めまい症状には、心臓や脳の重篤な病気が潜んでいるケースもあります。できる限り早い段階で病院を受診してください。発症してすぐであればあるほど、所見が顕著で異常を発見しやすいからです。

その際は、めまいの専門医にみてもらうのがいちばんです。しかし、めまいの専門医は、日本全国で見ても決して多いといえないのが現状です。そこで、信頼できる医師の見つけかたについての簡単な知識をお教えします。

まず、**日本めまい平衡医学会のホームページ**（http://www.memai.jp/）には、**「め**

まい相談医一覧」が掲載されています。ここに掲載されている医師は、日本めまい平衡医学会がめまい専門医として認定している医師です。都道府県別に、めまい専門医がいる病院を紹介しているので、自分が通いやすい病院を探してみてください。数は限られますが、めまい外来がある病院もあります。

一方、近くに専門医がいない場合は、**まず耳鼻咽喉科を受診**しましょう。なぜならめまいの9割は耳に原因があるからです。もし、ここで原因が耳にないとわかったら、その医師から、次にどの診療科で診てもらうのが適切かを教えてもらえます。

さらに、現在受診している医師が頼りになるかどうか判断するには、こんな質問を投げかけるとよいでしょう。

「めまいが起こる病気でいちばん多いのはメニエール病ですよね」

これを医師が肯定した場合は、残念ながらめまいに対する知識が不足しています。なぜなら、75ページにあるように、メニエール病はめまいの原因の5〜10%程度でしかないからです。**いまだに「めまい＝メニエール病」というような話を真に受けているようでは、めまいをみる医者としては信用できない**といってよいでしょう。

めまい・ふらつきQ&A

いざリハビリをはじめてみると、さまざまな不安や戸惑いが生じてくることと思います。このようなときのために、患者さんからよく聞く悩みや不安に私がお答えしたものを紹介しましょう。

ぜひリハビリを前向きに続けていくための参考にしてください。

Q 外出先で激しいめまいに襲われたらどうしたらよいでしょうか

A 外出先でのめまいは、めまいに悩む人がもっとも恐怖を感じるものの１つでしょう。

しかし、そんなときこそ慌てないことが大切です。もし、めまいが生じたとしても、頭痛、意識の薄れ、しびれ、麻痺などが伴わない限り、正しく対処すれば生命にかかわるようなことはありません。

正しい対処法は次の4つです。落ちついて行動しましょう。

1. 安静にできる場所へ移動する

まずは冷静になりましょう。転倒しないように気をつけて、座れる場所や横になれる場所に移動し、30分程度座るか体を横にしましょう。できれば日陰を選びます。

2. ラクな姿勢をとって呼吸をととのえる

できるだけ、ゆっくりと深い呼吸を意識してください。無理やり息を吸おうとすると過呼吸になりさらに苦しくなるので、ゆっくり呼吸するようにします。

3. 悪い耳のほうを上にして横になる

呼吸がととのったら、衣服をゆるめて悪いほうの耳が上になる姿勢をとりましょう。どちらの耳が悪いのかわからない場合は、両方を試してみてラクなほうを選びます。嘔吐したものが気管に入ると危険なので、あお向けではなく横向きに寝ます。

4．薬があれば服用する

吐き気止めなど、薬を携帯していれば飲みましょう。常備薬がなければ、市販の乗り物酔いの薬でも多少は効きます。

なかなか治まらない場合は、我慢せずに救急車を呼ぶことも考えましょう。薬を飲もうとしても吐いてしまうときは、救急病院で点滴を打つことをおすすめします。

立ちくらみの場合は、まずは安静にして、治まらなければかかりつけの病院に行きましょう。

Q めまいがひどくて家事がつらいです

A このようなことが理由で気持ちが落ち込んでしまう人は非常に多いのです。とくにめまいの患者さんには女性が多く、さらに真面目な性格の人がほとんどです。家族がいる人であれば、「夫や子どもからなまけていると思われたくないので、無理して家事をしている」と話す人もいます。

めまいに苦しむ人にとって、家事がつらいのは当然のこと。なぜなら、家事にはめまいを誘発する動きが多いからです。

家族や身近な人がめまいに悩まされていたら、こうした苦しみをよく理解してほしいところです。家族の理解度は、めまいの患者さん本人の症状を大きく左右します。患者さん自身も我慢せずに、家族や身近な人には、自分の症状やつらさを伝えて、理解を得ることも大事でしょう。

さて、家事については適度に手を抜くことも大切ですが、家事をこなせるようになるためには次のリハビリが効果的です。

・料理をしているとくらくらする、棚からものをとろうとするとくらくらする、掃除機をかけるとめまいがする……3番 上下

・お皿を洗っているとくらくらする……1番 ゆっくりヨコ、2番 ふり返る

家にいる時間が長い人ほど「人目を気にせずリハビリにとり組める」。そんなふうに前向きに捉えて、めまいリハビリ体操をやってみてください。苦手な動きほど、しっかり行なうのがポイントです。

Q 入浴時にはどのようなことに気をつければよいでしょうか

A

めまいやふらつきのある人によっては、入浴は恐怖を感じやすい場面の1つ。

風呂場は、床がぬれているとただでさえ足場が滑りやすく、さらに体の平衡機能が落ちていると非常に危険な場所です。また、髪を洗う、顔を洗うといった行為も、めまいを誘発しやすい動作です。入浴の際に気をつけてほしいのは次の3点です。

1. あまり熱い湯にはつからない

2. 長風呂は避ける

3. 湯船から出るときは、ゆっくりと立ち上がる

めまいやふらつきがある人は、お風呂でのぼせないようにするのが鉄則。長風呂や熱い湯につかることはおすすめできません。また急に立ち上がると、立ちくらみを起こしやすいのでゆっくり立ち上がるよう心がけましょう。

また、転倒しないように浴室のつくりを工夫するのもおすすめです。たとえば、手すりをつける、浴室用のイスを用意する、すべり止めのついたバスマットを敷くなども有効です。

そのほか、次のリハビリ体操で平衡機能を鍛えることも効果的です。

・浴室での転倒が怖い……6番　片足立ち

・顔や髪を洗うとくらっとする……3番　上下、4番　はてな

また、調子がよくないときはシャワー程度にしておくといった用心も大切です。

Q　車の運転をしないわけにはいきません。どうしたらよいでしょうか

A　車を運転しているとめまいが起こりやすいので、運転をしないで済むならそれがいちばんです。

車の運転中は、景色が素早く流れます。こうした景色が視界に入ってくるうちに、平衡機能に不具合が生じてめまいを起こしたりするのです。

また、めまいのきっかけになりやすいのが車庫入れです。前方、後方と確認をくり返しているうちにくらっとしてしまうのです。車の運転をしても大丈夫かどうかの見極めは、**リハビリの5番の「50歩足踏み」**が1つの判断材料になります（下図参照）。

Q 運動をしても大丈夫ですか

A 「体を動かしたら、めまいが起こるのでは……」と不安を抱く患者さんは少なくありません。

目を閉じて行なう「50歩足踏み」で 平衡感覚のコンディションをチェック!

目を閉じて行なう「50歩足踏み」は外出や車の運転ができるかの判断の参考にすることができます。

スタート位置からのズレをチェック

- 正面から左右45度以内
  ⇨外出や運転をしても、ほぼ大丈夫
- 正面から左右45〜90度
  ⇨近所への外出なら大丈夫
- 正面から左右90度を超える
  ⇨外出や車の運転は控えましょう

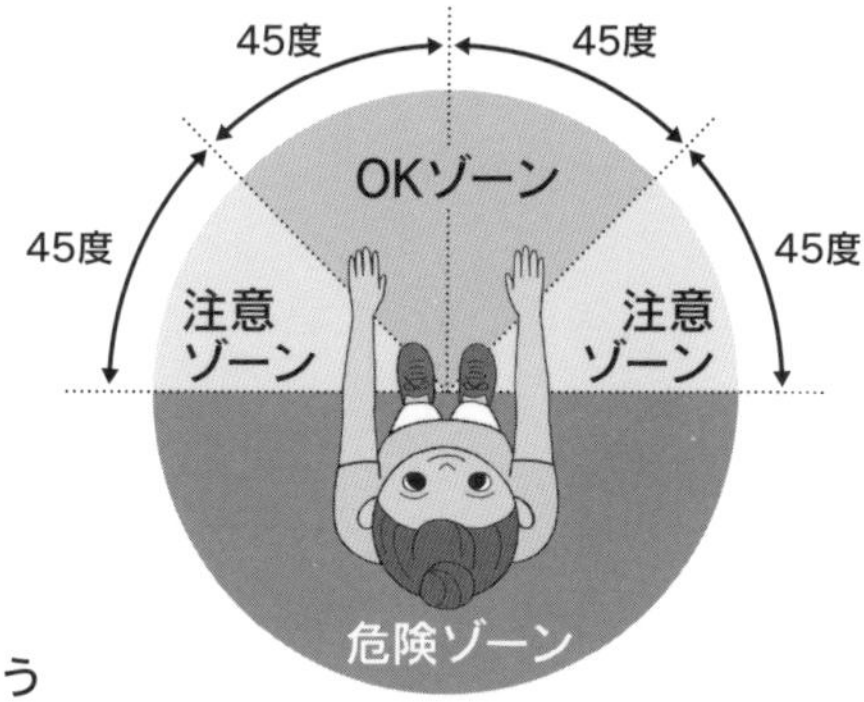

しかし、めまいの症状が落ちついているときであれば、運動はしたほうがよいのです。なぜなら、体を動かすことで全身の血流がよくなるので、内耳の血の巡りも改善し、めまいの軽減や抑制が期待できるからです。

具体的には、**ウォーキング、サイクリング、ヨガ、太極拳などの有酸素運動がおすすめ**です。

ただし、おすすめできない運動もあります。たとえば、スキューバダイビングや登山は控えましょう。なぜなら、水圧、気圧の変化は、めまいを誘発しやすいからです。さらに、海のなか、山のなかで万が一めまいの発作が起こった場合、命の危険を伴う事故につながりかねないという点からも、おすすめできません。

また、水泳はやってもよいのですが、クロール、バラフライ、背泳ぎは、めまいが起こりやすいので要注意です。おすすめは**水中ウォーキング**です。

運動するときのポイントは、無理をせず、競争心をもたず、自分のペースで行なうこと。好きな運動をすることでストレス解消になれば一石二鳥です。

運動とめまいリハビリ体操を並行して行ないましょう。

Q リハビリはどれくらい続ければよいですか

A 17ページで少し触れましたが、フレイルを合併しているかどうかでリハビリの期間は変わってきます。

フレイルの定義は次の5項目のうち、3項目以上に該当する状態をいいます。

- **活動性低下**
- **筋力低下**
- **歩行速度の低下**
- **体重減少**
- **疲れやすい**

フレイルを合併している場合は、そもそもめまいの症状が重く出やすいこともあり、フレイルを合併していない人よりもリハビリの効果が出るまでに時間がかかります。だいたい倍の時間がかかると考えればよいでしょう。

左ページのグラフは、フレイルを合併していない人17人とフレイルを合併している人14人の計31人の患者さんの半年間の経過を表したものです。

31人の患者さんには、めまい薬剤は処方せず、めまいリハビリ体操（4泊5日入院時／1日4回・1回20分　自宅での体操／1日3回・1回15分）のみの治療を行ないました。

その結果、フレイルを合併していない人たちは1カ月後には体操の効果を実感できる程度まで改善し、6カ月後には日常生活にほぼ支障のない軽症にまで改善しました。

一方で、フレイルを合併している人たちは、6カ月では充分な効果は出ません。最低でも1年間はリハビリ体操を継続する必要があると考えられます。

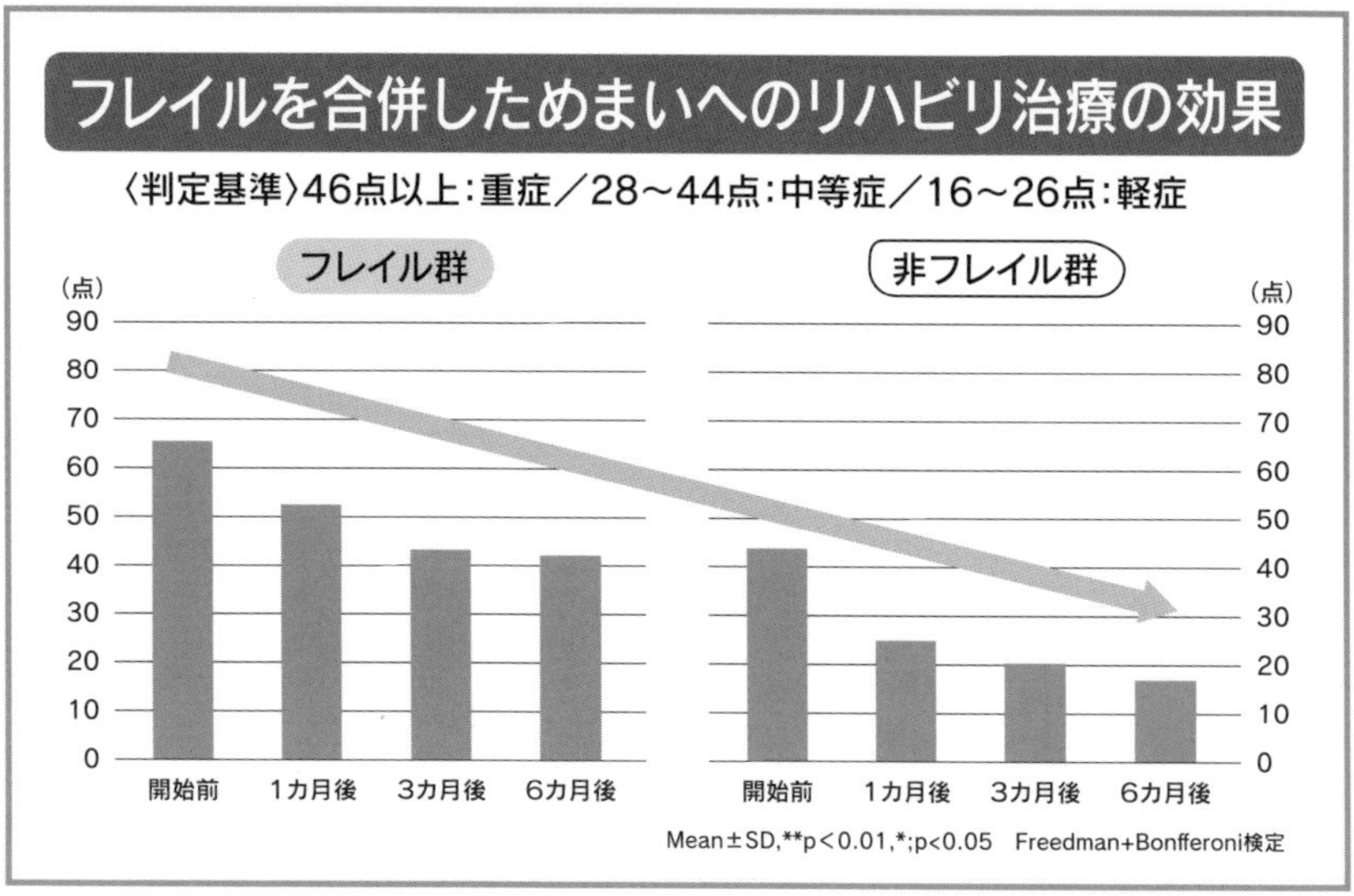

Q 症状がなくなったらリハビリはやめてもよいですか

A めまいリハビリ体操は、身体機能の改善・向上、心を元気にすることを2つの柱として、めまいの症状を改善するために考案したものです。

しかし、たとえば今回のような新型コロナウイルスの感染拡大による外出制限などが起こると、体を動かす機会が減少し筋力の低下が加速する高齢者が増えることは確実です。そして、前述したフレイルを引き起こす危険性が増すことになります。

ただでさえ加齢による身体機能の低下は誰にでも起こることなので、それを遅らせる意味でも、めまいの症状がなくなったあともめまいリハビリ体操を続けることをおすすめします。その際は回数を減らしてもよいでしょう。

最近の研究では、めまいで前庭機能が低下することと認知機能に関係があることがわかってきました。めまいリハビリ体操は、めまいの治療だけでなく、身体機能の維持と向上、そして認知症予防として、ぜひ続けてほしいと思います。

つらいめまいが改善した！
体験談

新井先生のめまい体操リハビリを実践する
患者さんたちにお話を伺いました。
あなたと同じような体験や悩みがあるかもしれません。
ぜひ参考にしてみてください。

良性発作性頭位めまい症

「めまいに負けない！」「めまいを治す！」気持ちを強く、ラクにもつことも大事です。

61歳のとき、はじめてめまいの症状が出ました。天井がぐるぐる回ってしまい、立っていられないほどでした。そのままだと飛ばされそうだったので、その場にうずくまり、治まるのを待ち、新井先生がいらっしゃる病院に5日間ほど入院しました。

入院してから、いろいろなリハビリを教わりました。手足や目の体操はもちろん、気持ちの大切さも。

めまいが起きたときに「私はめまいに負けない！」と唱

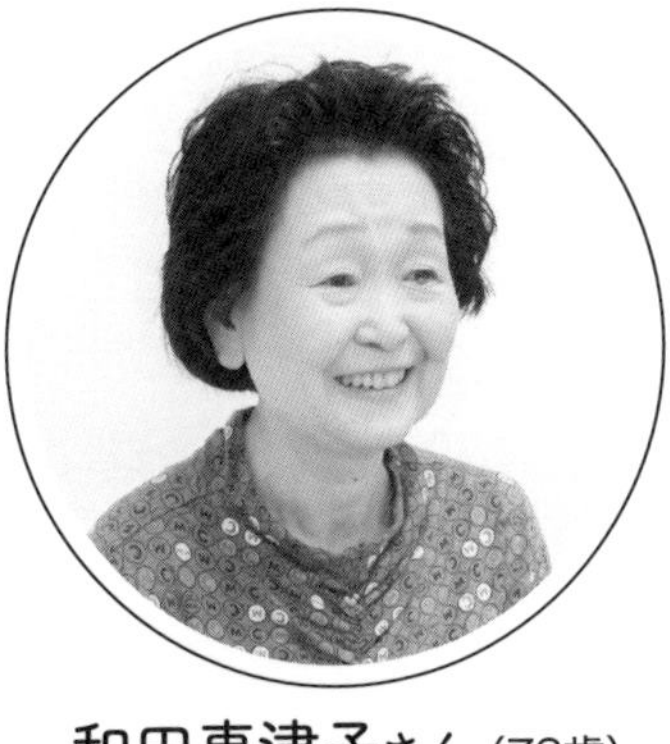

和田恵津子さん（73歳）

先生からのコメント

寝るときには上半身を少し高めにするのが○。良性発作性頭位めまい症は忘れたころに再発します。リハビリを継続しましょう！

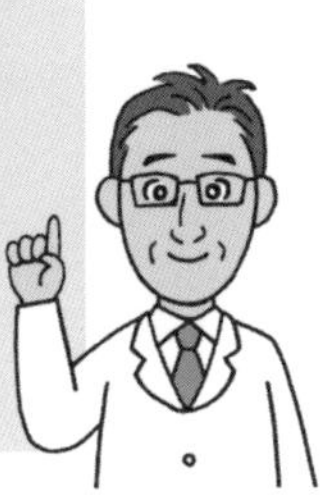

えると、「一生回っているわけではないから、じきに止まるでしょう」と前向きになり、悪化させずにいられます。台風や天気が崩れるときはめまいが起きやすいので、気持ちで負けないよう注意しています。

安心して日常生活を送れるよう、これからも漢方薬とリハビリを続けていきます。

反復性内耳性めまい症（左）／良性発作性頭位めまい症

めまいとは20年以上のつきあい。先生に出会えてよかったと心から感謝しています。

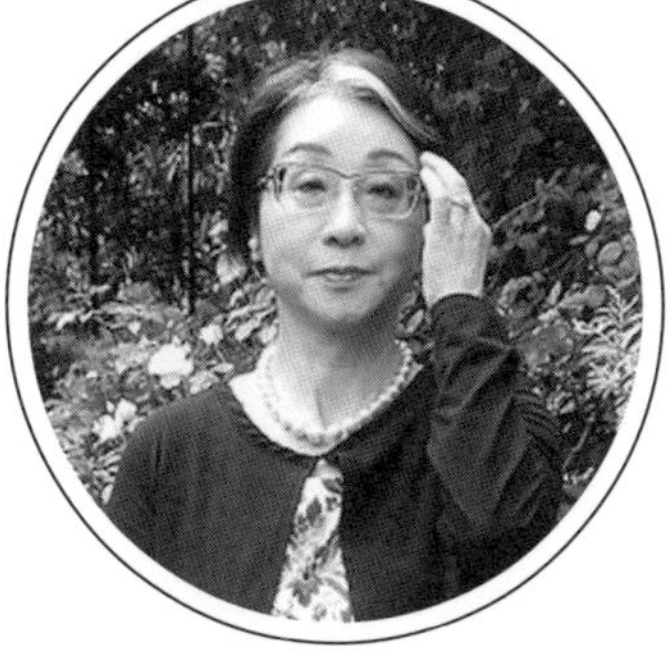

小林 都さん（66歳）

いまから20年ほど前にメニエール病を患い、その後に少し軽いめまいを経験したことがありました。お薬は飲んでいたのですが、ずいぶんよくなったからと思って、しばらく飲むのを忘れていたら、ひどいめまいに襲われました。

13年前のことです。

とにかくまっすぐ歩くことができず、寝ていても目がぐるぐるぐるぐる回ってしまいます。病院でメニエール病の薬を処方されましたが、薬を飲むと、さらに悪くなったのです。

それから1週間ほど我慢し、はじめて新井先生のところを訪ねました。

検査の結果、反復性内耳性めまい症と診断され、すぐ入院。そのころは生きているのがつらくて、とても思いつめていたので、先生に「おつらかったでしょう？」といわれたときは、涙がこぼれてしまったほどです。

その後、ひどいめまいが再発することもありましたが、いまでは、リハビリと薬を併用しながら、めまいとうまくつきあっています。こうして元気でいられるのも先生のおかげと感謝しています。

先生からのコメント

小林さんのような剥がれた耳石によるめまいは、耳石をもとに戻すリハビリ「寝返り」や「座位ヘッドチルトホッピング」で、予防しましょう。

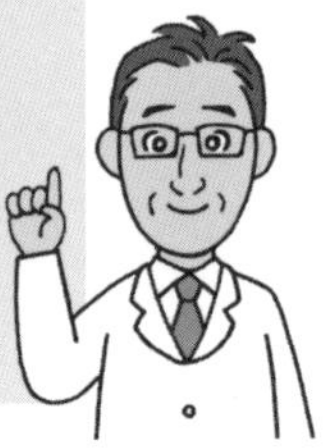

突発性難聴／メニエール病

先生と出会って、長年のひどいめまいからやっと解放されました。

はじめてめまいを発症したのは30代のときでした。その後しばらくは、めまいが出たら耳鼻科で注射をしてもらってもちこたえていました。ですが、30代後半からはひどいめまいで入退院をくり返していました。

めまいが起きない時期もありましたが、60代になると症状が悪化しました。新井先生と出会ったのは、ひどいめまいが起きて、入退院をくり返していたときです。

私には先生から教わったリハビリがとてもよく効きました。おかげで長年のひどいめまいからはじめて解放されました。リハビリの目印として、親指の赤いマニキュア

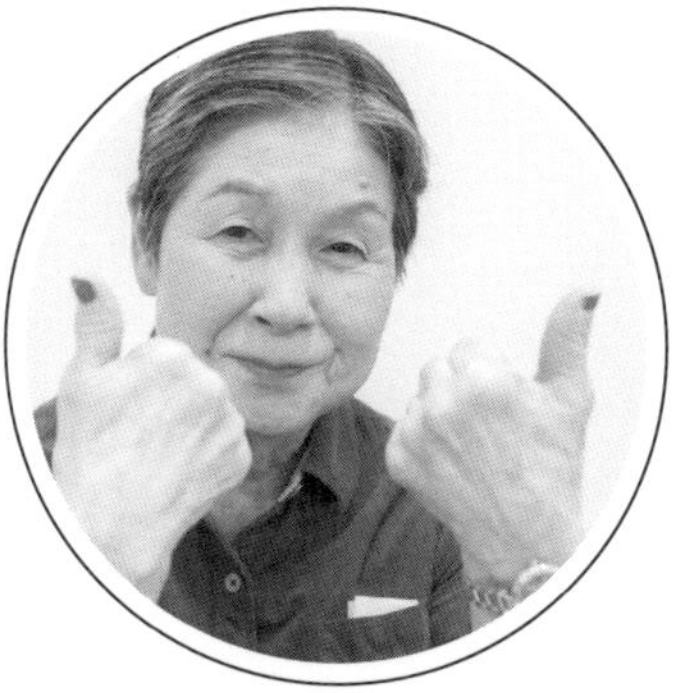

菅トシエさん（75歳）

は欠かせません。
入退院をくり返していたときは、怖くて外出ができませんでした。それによって精神的にも孤立しボロボロになっていたように思います。けれども、リハビリで改善していくと気持ちが晴れ晴れします。成果が出るとそれがまた励みになります。いままでは、以前のようなひどいめまいが起きることはなく、毎日の不安からは解放されています。

先生からのコメント

菅さんはとてもまじめにリハビリにとり組まれていて、めまい患者さんの規範です！今後もストレスと聴力をうまくコントロールしていきましょう。

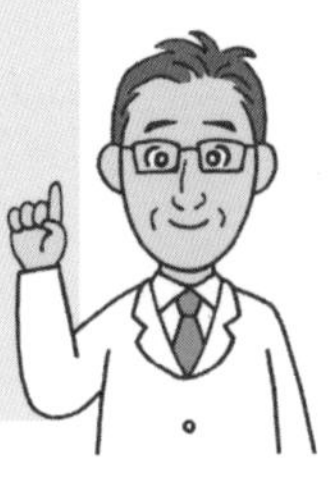

良性発作性頭位めまい症

先生の処置でウソのようにラクに。いまは夫婦ともども、日常生活をとり戻しています。

藤田直子さん（仮名／75歳）・克之さん（仮名／81歳）

夫婦で新井先生のお世話になっております。最初に受診したのは妻の私でした。ソファに横になってテレビを見ていたときのこと。立ち上がろうとしたらぐらっとして、立てなくなったのです。吐き気もありましたが、だましだまし家事を続けていたら、めまいがどんどんひどくなり嘔吐するように。翌日の夜には嘔吐がひどくなり、脱水症による震えが起きてしまったため、やむを得ず救急車を呼んで病院へ行きました。点滴をしていただいて、多少はラクになりましたが、コロナ渦で入院はできないとのことでしたので、完璧とはいえない状態のままタクシーで帰宅しました。

新井先生にみていただいたのは、その翌日です。すぐにめまいの処置をしていただいたところ、ウソのようにラクになり、帰りはふつうに歩けるほどよくなりました。

自宅でも先生から教わったリハビリを続け、本当にラクになりました。そんなある日、今度は主人がひどいめまい

先生からのコメント

とくに奥様のめまいはつらかったと思います。リハビリで回復され、元気なお顔を見られて本当によかったです！

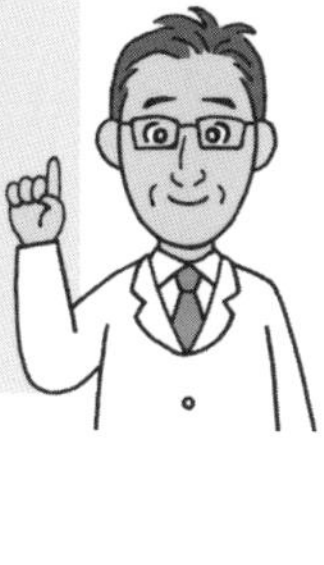

に襲われ、新井先生にみていただくことになりました。主人は過去に何回か、天井がぐるぐる回るようなめまいを起こしていました。けれども、長時間、起き上がれなくなるようなめまいはこのときがはじめてだったそうです。

新井先生の見立てでは、主人のほうが軽かったそうですが、いまはふたりとも症状が治まり、いままでどおり、車の運転もしています。まためまいが起きるかもしれないという恐怖心は残っていますが、過度な不安感をもたないよう心がけ、夫婦でリハビリを続けていきたいと思っています。

前庭神経炎

めまいと上手につきあいながら仕事を続けていきたいです。買いものもひとりで出かけています。

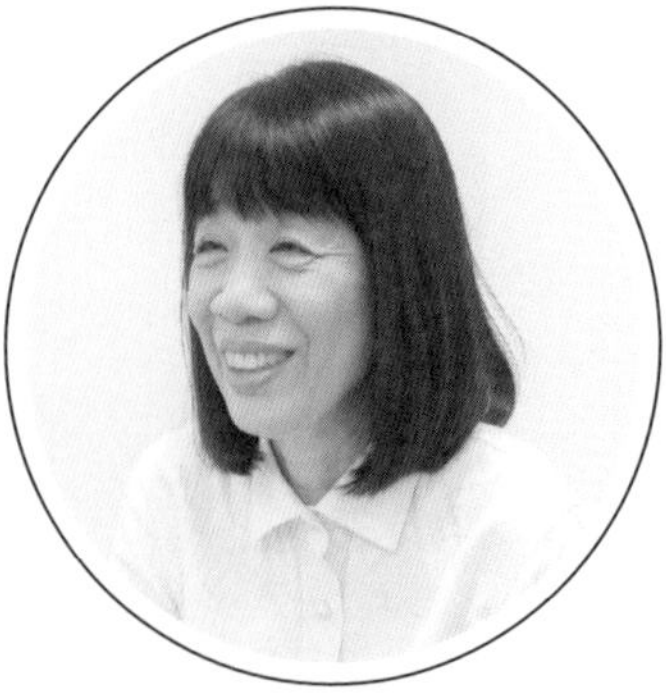

長谷川智子さん（64歳）

めまいの発作がはじめて起きたのは、友人と道を歩いているときでした。突然、立っていることもできないほど視界がぐるぐるぐるぐる回ってしまい、救急車で病院に運ばれ、そのまま入院。5日ほどして、退院しました。

その後、再びめまいで入院しましたが、点滴などの治療ではさほど改善が見られませんでした。退院してからも、しばらくは家から一歩も出られず、家のなかでも壁をつたいながらトイレに行くような状態が続きました。

どうにかしたい一心で、耳鼻科を受診しても、「何もできることはありません」とのこと。そのころ、新井先生のリハビリ教室に通っている友人にすすめられ、先生のリハビリをはじめるようになりました。その後は少しずつ改善しました。家に引きこもるのもよくないので、近所のデパートやスーパーへはひとりで出かけています。疲れたときに座れるスペースがどこにあるかもわかっていますし、帰ろ

先生からの
コメント

長谷川さんにはリハビリが効果てきめんでした。リハビリの頻度が減ると再発するので、油断は禁物です。

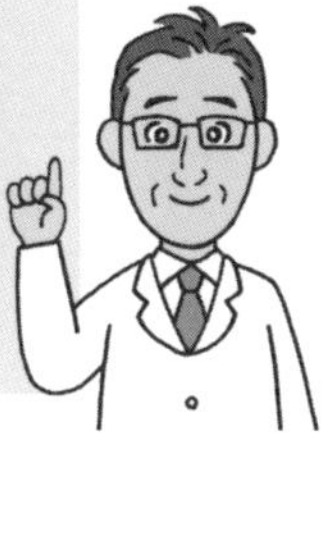

うと思えばすぐ帰れるので、ご近所なら安心。緊張もしません。

めまいが出る前にはじめたパートの仕事は、日数こそ減りましたが、いまも続けています。

良性発作性頭位めまい症

めまいとのつきあいは10年以上。リハビリの体操を頑張って毎日を楽しく過ごしています。

めまいのつらさというのは経験した人にしかわからないのではないかと思います。

私がはじめてめまいの強い症状を生じたのは10年前。多忙を極め、心労が重なっているときのことでした。あるとき、スポンジの上を歩いているような、足下がおぼつかない、ふわふわした感覚に襲われたのです。

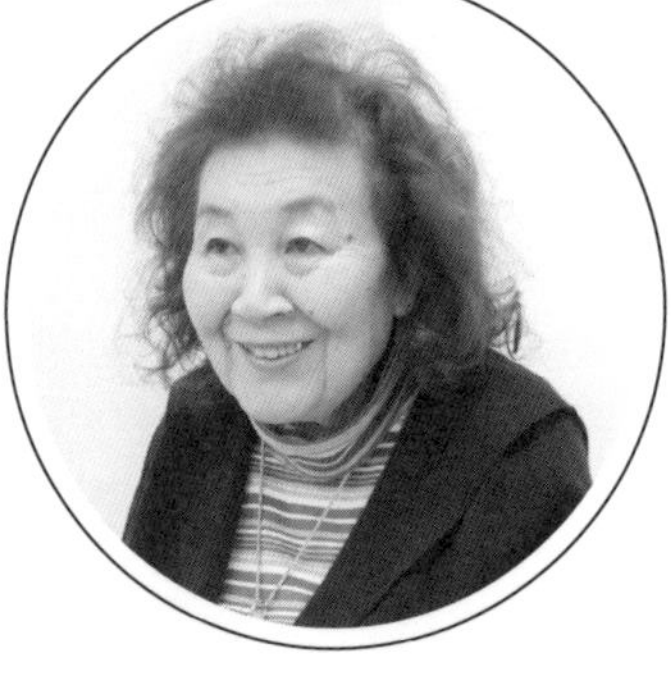

成田牧子さん（82歳）

はじめは、点滴や薬を処方していただきましたが、なかなか効果が出ませんでした。

そんな折、新井先生の評判を聞き、3カ月待ってようやく受診することができました。リハビリを教えていただき、しばらくすると症状が改善しました。

数年後、自宅にいるときに強いめまいの発作が出ました。その日はソファに座ったまま寝ました。

いまはときどきくらっとくることはあっても、強いめまいは起きていません。

リハビリの体操は朝・昼・晩の1日3回、欠かさず行なっています。完治はしなくても、一所懸命にリハビリをすれば必ず効果が出るので大丈夫。出かけるときはお気に入りの香りをまとうなど、好きなことをして毎日を楽しく過ごしています。

先生からのコメント

とても積極的にリハビリにとり組まれている“リハビリ推進部長”。これからもたくさんの人にリハビリの存在を教えてあげてください！

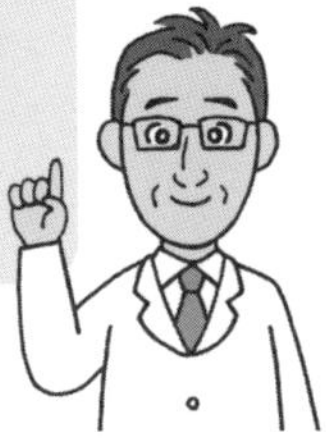

良性発作性頭位めまい症

自分でめまいをコントロールできるように。予防のポイントもわかってきました。

三上佳代子さん（55歳）

はじめてめまいの発作が起きたときは、布団に寝ていても天井がぐるぐる回ってしまい、洗濯機のなかにいるようでした。船酔いのような感じになるので、嘔吐もひどく、水も受けつけないような状態でした。

最初はほかの病院の内科を受診したのですが、「耳からきているめまいでしょう」といわれたため、新井先生を訪ねました。

めまいは現在、落ちついてきています。寝不足が続いたりすると、たまに起きることがありますが、症状にあわせ

先生からのコメント

リハビリをしっかり頑張ってめまいの症状が落ちついてきましたね。このまま体操を続けていけば大丈夫です。

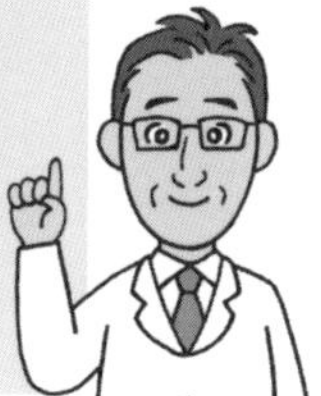

たお薬を処方していただいているので、おかしいなと思ったら薬を飲むようにしています。

私の場合はストレスや寝不足が続いているときに、めまいの発作が起きることが多いようです。自分でも気をつけるべきポイントやタイミングがわかるようになったので、うまくコントロールしながらめまいと向きあうことができています。

反復性内耳性めまい症（左）

立て続けにめまいが起き、入退院をくり返しました。いまはひどくならずに済んでいます。

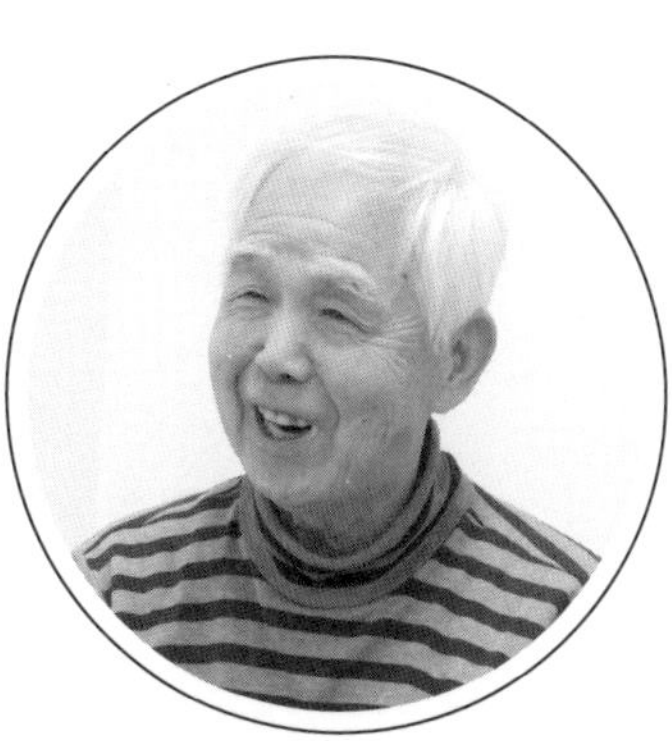

安藤 博さん（86歳）

最初にめまいが起きたのは、いまから20年以上前のことです。症状はとてもひどくて、天井がぐるぐる回るような状態が1日以上続きました。気持ちが悪くなるので、当然、嘔吐もありました。

その後はしばらく治まっていましたが、5年くらい前からまためまいが起こるようになりました。

そのころは、1日中パソコンを使って仕事をしていて、徹夜に近いようなときもありました。めまいの症状が出たのは、ちょうど仕事が一段落したときでした。いま思うとそういった生活習慣がよくなかったのかもしれません。急遽新井先生のもとへ駆け込みました。

おかげさまでいまは1年に2~3回、軽いめまいが起きる程度なので本当に助かっています。

リハビリは1日3回の日課になっています。「人混みや電車などもリハビリで対策をしているから大丈夫」と思うととても心強いです。毎日の散歩で筋力維持にも励んでいます。

先生からのコメント

治療の難しいめまいでしたが、やさしい奥様に支えられてリハビリや受診を続け、いまではほとんどめまいの心配がいらないようになりましたね！

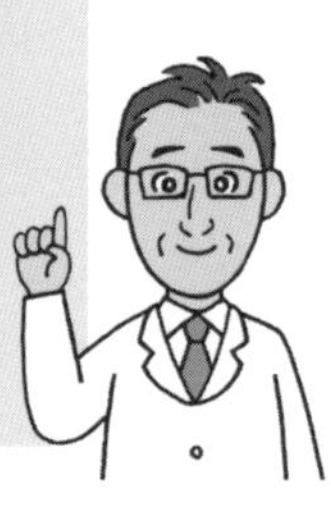

おわりに

本書を手にとってくださり本当にありがとうございます。

本書の執筆中、3月24日に私の父が他界しました。父は耳鼻咽喉科の医師でした。

私は父の背中を見て、追いかけ、同じく耳鼻咽喉科の医師を志しました。めまいのリハビリ治療の存在を私に教えてくれた、北里大学の恩師・徳増厚二名誉教授のもとで学ぶことをすすめてくれたのは父でした。いまの私の道をつくってくれたのは父だといっても過言ではないでしょう。

81歳まで現役の耳鼻咽喉科医師として勤め上げた父を、耳鼻咽喉科医師の後輩として非常に尊敬しています。きっと、私自身が多くのめまい患者さんのお役に立つことで、天国の父も喜んでくれることと思います。

私は今日も、めまいに悩む患者さんが1日も早く元気になれるよう、治療に全力を注いでいます。この本を手にとってくれたあなたも、どうぞ今日からこのリハビリを続けてください。私は、本の向こう側であなたを心から応援しています。

そして、みなさんから「リハビリで元気になった」といううれしいお便りをいただければ、医師冥利につきます。

令和3年5月吉日

新井　基洋

巻末特集　めまい・ふらつきの予防や症状観察に使える!

めまいカレンダーをつけよう!

めまいやふらつきのある人は、毎日の症状や生活の状態をカレンダーなどに記録することがおすすめです。

POINT 1　自分のめまい・ふらつきの出かたを客観的に観察できる

めまいやふらつきは、天気や生活リズム、体調の影響を受けやすいもの。毎日の状態・状況を記録しておくことで、どのようなときに症状が起きやすいかが見えてきます。

POINT 2　医師の診断がスムーズになる

めまいやふらつきは、どのような症状がいつ、どれくらい続いたかによって、原因と考えられる病気の診断材料になることがあります。これらを記録しておくと、医師の問診にスムーズに答えられます。

● 記入例は125ページへ
● コピーして使えるカレンダーは126ページへ

めまいカレンダーの記入例

天気を記入。簡単なマークでも○

リハビリができたら○、できなかったら×

体調を記入

20XX 年 5 月

水	木	金	土
2 天気 ☀ リハビリ × ○ ○ メモ ○	3 天気 晴れ リハビリ ○ × × メモ ○	4 天気 曇り リハビリ × × × メモ ○ お歳暮の注文、デパート	5 天気 ☁ リハビリ × △ ○ メモ △
9 天気 曇り リハビリ × × × メモ × めまい	10 天気 ☀ リハビリ × × × メモ × ・吐き気	11 天気 晴れ リハビリ × × × メモ △	12 天気 曇り リハビリ × × × メモ △ 田中さんとランチ→キャンセル
16 天気 曇り リハビリ ○ ○ ○ メモ × 生理	17 天気 雨 リハビリ × × × メモ △ 体調最悪	18 天気 ☂ リハビリ ○ ○ ○ メモ × 耳が詰まって苦しい	19 天気 ☁ リハビリ ○ × × メモ △ 孫のおもり、ぐったり
23 天気 ☀	24 天気 曇り	25 天気 晴れ	26 天気 晴れ

ホルモンの変化も発作に影響するので、女性は月経の期間も記入

めまいやふらつきの発作がいつ、どのような状態がどれくらい続いたかを記入

外出先や、目的を記入

年　　月

水	木	金	土
天気 ハビリ モ	天気 リハビリ メモ	天気 リハビリ メモ	天気 リハビリ メモ
天気 ハビリ モ	天気 リハビリ メモ	天気 リハビリ メモ	天気 リハビリ メモ
天気 リハビリ メモ	天気 リハビリ メモ	天気 リハビリ メモ	天気 リハビリ メモ
天気 リハビリ メモ	天気 リハビリ メモ	天気 リハビリ メモ	天気 リハビリ メモ
天気 リハビリ メモ	天気 リハビリ メモ	天気 リハビリ メモ	天気 リハビリ メモ
天気 リハビリ メモ	天気 リハビリ メモ	天気 リハビリ メモ	天気 リハビリ メモ

※このカレンダーをコピーして使うことができます。

こんなことを書きましょう

- 年月日
- 天気

- リハビリができたか

○ できた　× できなかった

- 体調

○ よい　△ まあまあ　× 悪い

- その日にあったできごとなど

私の患者さんに調査したところ、1日1回のリハビリより、2回、2回より3回のほうが症状が改善することがわかりました。また、1日3回以上では、回数を増やしても症状の改善具合に変化がないこともわかっています。リハビリは1日3回を目標に、体調に応じて回数を調整しましょう。

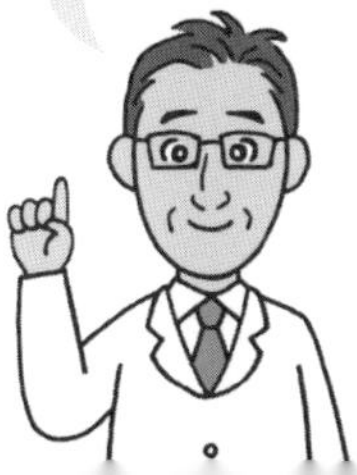

めまいカレンダー

日	月	火
天気 リハビリ メモ	天気 リハビリ メモ	天気 リハビリ メモ
天気 リハビリ メモ	天気 リハビリ メモ	天気 リハビリ メモ
天気 リハビリ メモ	天気 リハビリ メモ	天気 リハビリ メモ
天気 リハビリ メモ	天気 リハビリ メモ	天気 リハビリ メモ
天気 リハビリ メモ	天気 リハビリ メモ	天気 リハビリ メモ
天気 リハビリ メモ	天気 リハビリ メモ	天気 リハビリ メモ

著者紹介

新井基洋（あらい・もとひろ）

1964年、埼玉県生まれ。89年に北里大学医学部卒業後、国立相模原病院、北里大学耳鼻咽喉科、横浜市立みなと赤十字病院耳鼻咽喉科を経て、現在、同院めまい平衡神経科部長。日本めまい平衡医学会専門会員、代議員。95年に「健常人OKAN（視運動性後眼振＝めまい）」の研究で医学博士取得。

96年、米国ニューヨークのマウントサイナイ病院において、めまいの研究を行なう。北里方式をもとにオリジナルのメソッドを加えた「めまいのリハビリ」を患者に指導し、高い成果を上げている。

著書に『Dr.新井式 めまい・ふらつきを自分で治す本』（自由国民社）、『めまいは寝てては治らない』（中外医学社）、『めまいは自分で治せる』（マキノ出版）など。

スタッフ

装丁：石井恵理子（ニイモモクリエイト）
本文デザイン・DTP：島崎幸枝
イラスト：高橋なおみ
モデル：伊東理衣子（オスカープロモーション）、橘知衣代
編集協力：小山真由美
編集制作：風土文化社（田中祥乃）

本書は『洋泉社MOOK　薬に頼らない！ 外出も怖くない！ めまい・ふらつきを自分で治す！』（2019年3月発行）、『ビジュアル版　自分で治せる！ めまい・ふらつき』（2016年12月発行）、『自分で治せる！ めまい・ふらつき』（2016年2月発行、いずれも洋泉社）の一部を改訂・再編集し、新規原稿を加えたものです。

最新版　薬に頼らず自分で治す！
めまい・ふらつき

2021年　5月26日　第1刷発行
2023年11月　9日　第5刷発行

著　者　新井基洋
発行人　蓮見清一
発行所　株式会社宝島社
〒102-8388　東京都千代田区一番町25番地
電話　営業：03-3234-4621
　　　編集：03-3239-0927
https://tkj.jp

印刷・製本　サンケイ総合印刷株式会社

ISBN 978-4-299-01673-7